モチベーション脳

「やる気」が起きるメカニズム

大黒達也 Daikoku Tatsuya

NHK出版新書
693

はじめに

モチベーションが上がらないという経験を、誰でも一度はしたことがあるでしょう。急ぎの資料を読まなければいけないのにやる気が出ない、仕事がたまっているのになかなか進まない——このような悩みは日常的にあります。常にモチベーションが高く、今まで下がったことがない人は（おそらく）いません。

一方で、仕事のスケジュールを立てるのはやる気が出なくても、週末のキャンプの計画にはとても意欲的という場合もあります。これは、キャンプが遊びだからだとは一概にいえません。たとえ話ですが、週末のキャンプが「仕事」でふだんの業務が「遊び」になったらどうでしょうか。仕事としてのキャンプにやる気が維持されるかもしれませんが、途端にモチベーションが下がる場合もあります。なぜこのようなことが起きるのか、本書では脳の仕組みをもとに説明します。

やる気が出ないという悩みは「自分」だけの問題ではありません。子供が宿題をやらない、部下のやる気がないなど、「相手」のやる気を高めたいときもよくあるでしょう。このようなモチベーションの問題に対して、ビジネス、経済、心理学などの分野から研究がなされてきました。書店に足を運べば、モチベーションに関する本も多く並んでいます。本書では少し視点を変えて、筆者の研究分野である脳の「統計学習」の観点から考えていきます。

本文で詳しく説明しますが、統計学習とは人間が生まれながらに持つ脳の学習機能です。潜在的（無意識的）な機能であり、私たちの身のまわりで起こるさまざまな出来事の統計的な確率を自動的に計算します。それによって、世の中にあるさまざまな事柄に対して「次にどんなことがどのくらいの確率で起こるか」を無意識に予測し、社会環境の中で何に注意を向けるべきかを適切に察知できるのです。

第1章では、脳の統計学習とは何か、それがモチベーションとどのようにつながるのかを無意識的・意識的の違いをもとに示します。第2章では、モチベーションのさまざまなタイプについて取り上げます。いくつかのモチベーション理論を通して統計学習とのつながりを示すとともに、これからの時代のモチベーションについて考えます。第3章では、モチベーションに関する脳の仕組みについて、より詳細に見ていきます。相反するふたつの思考をもとに、これらの思考の共創によって生まれる「不確実性のゆらぎ」がモチベーションに与える影響について取り上げます。

第4章からは、実際にモチベーションを上げる方法について具体的に考えていきます。何か新しいことを始めたときはモチベーションが高いものですが、時間がたつにつれ、たいてい誰もが少しずつ下がっていきます。能力とは関係なく、多くの人が経験する自然な現象です。モチベーションが下がる要因に対する理解は、モチベーション維持やアップにつながります。

最後の第5章では、知的好奇心にあふれた内発的モチベーションがどのように発動されるのかを中心に見ていきます。内発的モチベーションは意識的に上げられるものではなく、自然と高まっているものです。外発的から内発的モチベーションへと変化する仕組みを知ることで、「最高のモチベーション」が生まれる過程がわかります。

モチベーションアップの行動を起こすためには、誰もが生まれつき持っている潜在的な脳の統計学習の機能を利用することが有効な手段となるでしょう。理論を知ったうえで実行し、そのなかで自分なりのやり方を見つけるのが一番です。本書を通じて、モチベーションが上がらないことは必ずしも自分の努力が足りないからではなく、脳のなんらかの機能によって必然的に起こっていることだと理解していただければと思います。そして読者の皆様の生活に変化が生じたり、ワクワク感にあふれた楽しい人生を送る一助になれば、このうえない幸せです。

モチベーション脳――「やる気」が起きるメカニズム　目次

第1章　脳は勝手に判断する

——脳の予測とモチベーション

1　「脳のやる気」とは何か

無意識的な意欲が思考・行動を変える

みなさんはモチベーションと聞くと、どのようなものを思い浮かべるでしょうか。仕事や勉強、スポーツや楽器の練習に対する意欲、「おいしいものを食べたい」「お金を稼ぎたい」という願望など、さまざまなものがあります。これらすべてを私たちは「モチベーション」と呼びますが、メカニズムはそれぞれ異なります。

モチベーションは一般に日本語で、「やる気」「意欲」「動機」といわれます。モチベーションが上がらないことは、誰でも経験があるでしょう。机の前に座ったもののやる気が出ない、朝、仕事に行かなければいけないのに起き上がりたくないといった悩みはよくあります。

2019年に20〜30代の日本人を対象に「はたらく価値観」に対して調査をしたところ、最も多い46・5パーセントの人が、仕事をするうえで優先しているものを「やりがい」と答えたそうです（左ページ図参照）。このように、多くの人が仕事に関してお金だけでなく

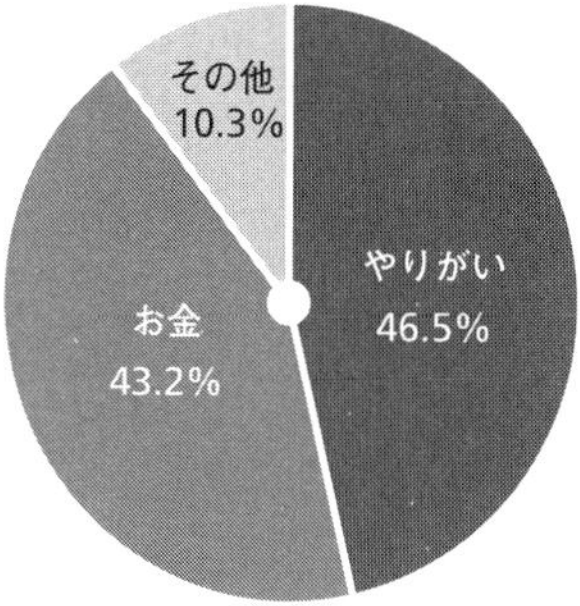

仕事をするうえで何を優先するか
（パーソルキャリア株式会社20代・30代の「はたらく価値観」本音調査2019年をもとに作成）

やりがいを同時に求めています。

お金に関するモチベーションは比較的みなが意識的に持ち、自分自身でも認識することが多いものです。「より多く稼ぐ」など目標も明確で、どの程度働けば目標が達成できるかの目安もわかりやすいものです。

一方で、やりがいというモチベーションは、意識的に「やりがいを持とう」と思えばいつでも上がるものではなく、自然と高まっているものです。じつは、この「無意識的」なモチベーションが上がると、「意識的」な思考や行動も変わってくることが研究によって示唆されています。

モチベーションに関する研究は多くの分野でなされており、関連書籍もたくさんあります。本書では、脳の潜在的（無意識的）・顕在的（意識的）メカニズムの観点から考えていきます。

脳の統計学習

無意識的なモチベーションが意識的な思考や行動に影響を与えるカギとなる脳のメカニズムに、「統計学習」があります〔1〕。

簡単にいえば統計学習とは、身のまわりで起こる出来事の統計的な確率を自動的に計算する脳のはたらきです。統計学習により私たちは、世の中に存在するさまざまな不確実な出来事の確率を計算し、その不確実性を下げることで、なるべく正確に未来を予測しようとします。ふだんは意識していませんが、統計学習による「不確実性の減少」と「予測精度の向上」は、私たちの生活にさまざまな貢献をしています。

たとえば、Aさんが通勤で利用するバスは毎朝8時になると近所のバス停に到着します。そのため、長年の経験によりAさんの脳の統計学習は、「平日の朝8時にバスが近所のバス停に到着する確率」を100パーセントとします（バス遅延の確率は省略します）。ところがある朝、Aさんがいつものようにバス停に着いたところ、その週から特定の曜日だけバスルートに変更があり、近所ではなく別のバス停に止まることが判明しました。

それまで100パーセントで近所のバス停に来ると予測していたのと違うことが起きたため別の可能性が生まれて、「平日の朝8時にバスが近所のバス停に到着する確率」は100パーセントより低下します。「平日の朝8時にバスが別のバス停に到着する確率」が上がったからです。

このように脳の統計学習によって、私たちは「次にどんなことが、どのくらいの確率で起こるか」を無意識的に予測できるようになり、予想外の出来事に適切な対応をしながら生きていけます。

また、統計学習により不確実性が下がり予測精度が上がると、脳は身がまえるべき情報にだけ注意できるようになり、無駄なエネルギーを使わなくてすみます。統計学習は脳の情報処理の効率性向上にも貢献しているのです。

「不確実性を下げて、予測精度を上げたい」というのが、脳の統計学習にとって基本となるモチベーションです。統計学習のシステムは人間だけでなく、サルや鳥、齧歯《げっし》類などのあらゆる動物の脳にも備わっています[2-4]。生物が生まれながらに持つ脳の本質的な学習システムともいえます。

統計学習による不確実性の減少や予測精度の向上は、「わかった!」という感覚につながり、脳の「喜び」となります。この喜びを「報酬」といい、報酬が多いほど統計学習のモチベーションが上がります。どのようにすれば脳が多くの報酬を得られるのか、これから見ていきます。

統計学習はみな平等

読者のみなさんは、今日どんなことをしたでしょうか。やる気がみなぎって、仕事や勉強をたくさんしたと思う人もいれば、机に向かっていても、結局ネットニュースやSNSをチェックしただけで終わったという人もいるでしょう。

どんな人でも、やる気が常に高いことはありません。どんなに仕事をバリバリこなしているように見える人でも、やる気がない日は存在します。一方で、無意識の統計学習に関しては、その人の意識にかかわらず脳が勝手に行うため、モチベーションが低いと感じるときでもいつも同じように統計学習を行っています。[*1] 寝ているときですら、脳は外部の情報を耳などから得て統計学習を自動的に行っているのです[5・6]。

統計学習の基本メカニズムは確率と不確実性の計算ですが、計算と聞くと数学の苦手な人は難しそうに感じるかもしれません。しかし、脳の統計学習能力は、数学の得意・不得意とは関係ありません。知能指数（IQ）ともほぼ無関係だといわれています［7］。統計学習は、数学の能力、知能、意識的な学習意欲に影響を受けない、「みな平等」ともいえる脳の学習システムなのです。

統計学習によって得られる知識は、私たちがどのような環境に身を置いて、どのような情報を得ているかに依存します。日本に生まれれば、意識的に日本語を学ぼうとしなくても幼児は自然と日本語を話すようになります。これもまわりの環境が日本語であるために、やる気や意識にかかわらず、環境に順応しようと脳が統計学習しているからといえます。

脳の無意識的な判断

統計学習は、無意識的な学習（潜在学習）と呼ばれています［6・9・10］。起きているあいだだけでなく、寝ているときでも絶えず行っており、生まれてから死ぬまでずっと続けている学習です。これは、学校などで行われる「学習」とは違います。学校などの学習が「意

＊1　勉強や仕事など、対象への注意や意識の向け方によって統計学習のパフォーマンスが変わるという報告も多くあります［8］。

識的」に行われるのに対して、統計学習は、「無意識」のうちに脳が学ぶもので、得られた記憶も基本的には意識的に認識することはありません。たとえば、雨の日に雷が鳴る確率、地震のあとに電車が止まる確率が具体的に何パーセントかはわかりませんが、脳はそういった確率を過去の経験をもとにして「だいたい60パーセント」「半々くらい」などと無意識に割り出しているのです。そのような脳の統計学習によって蓄積された記憶は、私たちがふだん意識的に行っている行動や判断に影響を与えています。

その例として、「プライミング効果」というのがあります。プライミング効果とは、直前に受けた刺激が、その後の行動に影響を与えることです。たとえば、喫煙者が「がん」という言葉を聞いたあとではタバコを吸いたいと思わなかったり、非喫煙者ならいっそう副流煙を避けたりするようになります。テレビで交通事故のニュースを見たあとは、いつも以上に慎重な運転になったり、乗るのを控えたりするでしょう。

プライミング効果は、マーケティング業界で多く利用されています。健康食品では健康に関する情報など、売りたい商品に関連した情報を事前にインターネットやSNSを通して発信しておくことで、閲覧者の購買意欲を高めます。閲覧した本人はプライミング効果に気づいていないため、まるで催眠術にかかったかのようにモチベーションが左右されてしまいます。気づかないうちに、モチベーションをコントロールされているのはなんとも恐ろしいものです。

このプライミング効果は、脳の統計学習でも起こります。統計学習によって得た、確率的に高い記憶に行動はつられてしまうのです。たとえば、私たちは会話中に相手のいうことを予測しながら聞いています。「ちょっといいかな」といわれると、無意識に耳を傾けます。それは、「ちょっといいかな」のあとに大事なことを告げられる確率が高いことを、長期的な経験を通して脳は統計学習してきたからなのです。このように、私たちは日常生活の多くを意識よりも無意識のうちに判断しています。

そのほかの例として、「勘」や「直感」があげられます。統計学習によって得た記憶は潜在的ですので、通常なら意識にのぼることはありません。しかし、明確に意識にのぼらずとも「なぜかわからないけどそんな気がする」といった、勘や直感のようなものとして、統計学習によって得た記憶は私たちの行動や思考、判断に影響を与えています[11・12]。このような勘や直感もプライミング効果に近いものです。

これらの無意識的な判断は、モチベーションにも影響を与えます。会話中に相手の顔がくもっていたら、「これからネガティブな話をするのだな」といった無意識的な判断によって、相手の言葉を聞く意欲が低くなります。モチベーションとは、必ずしも明確に意図や目標を持つことで上がるのではなく、むしろ私たちの無意識的な判断が影響を与えていることが多いのです。

意図と行動はどちらが先か

実際のところ無意識的な判断は、意識的な判断よりも前から脳内で起こっています。これを示すものとして、1983年にアメリカの神経科学者ベンジャミン・リベットが行った「自由意志」実験があります[13]。

リベットの実験より20年ほど前に、人が意図的に運動を行うとき、それより先立って脳では無意識的な電気活動が起こっていることが明らかになりました。この電気活動は、準備電位(レディネス・ポテンシャル)と呼ばれます。リベットは、レディネス・ポテンシャルに関して次のような疑問を抱きました。

「通常、〝動くぞ!〟という意識的な意図を持ったうえで、運動が実際スタートする。つまり、意識的な運動意図→運動開始という時間軸だ。脳の無意識的なレディネス・ポテンシャルも運動が行われるまえに起こるのであれば、意識的な運動意図とレディネス・ポテ

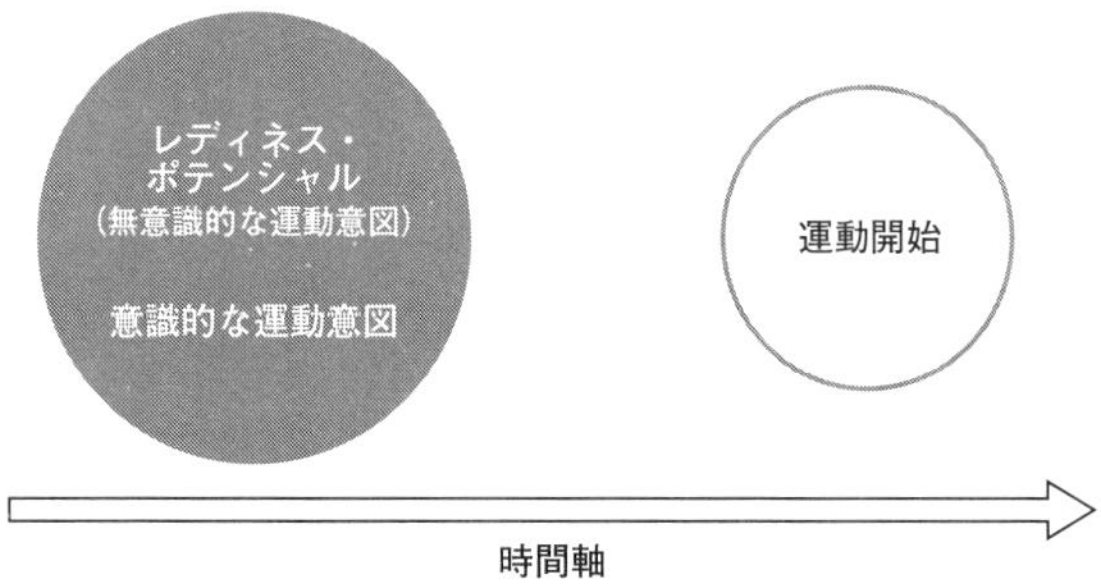

意識的・無意識的な運動意図の時間軸
（リベットによる「自由意志」実験に基づく）

ンシャル（無意識な運動意図）はどちらが先に起こるのだろうか？」

この疑問を図で示すと、上図のようになります。レディネス・ポテンシャルとは、（1）「動くぞ！」という意識的な運動意図が脳に反映されたものなのか、もしくは、（2）脳の無意識的な運動意図を反映しているのか、という疑問です。

もし（1）なら、レディネス・ポテンシャルは意識的な運動意図の「後」か、またはどんなに早くても「同時」に生じるはずです。時間軸で考えると「意識的な運動意図→レディネス・ポテンシャル→運動開始」です。たとえば、道を歩いていて車が突然出てきてびっくりすると、脳では電気活動が生じ、危険を察知して飛びのきます。それと同様にレディネス・ポテンシャルも、「動くぞ！」という意識的な意図によって生じる脳の活動なのではないかと多くの人は考えていました。

(2)だった場合、意識的な運動意図と無意識的な運動意図のどちらが先に起こるのかはわかりません。意識的な運動意図とは無関係に無意識的な運動意図が発している可能性や、無意識的な運動意図の後に意識的な運動意図が生まれている可能性も考えられるからです。

やる気の実感

(1)と(2)のどちらが正しいのかを明らかにすべく、リベットは実験を行いました。その結果は、多くの人の予想を裏切るものとなりました。次ページの図がその概要を示しています。

図にあるように、意識的な運動意図よりも早くレディネス・ポテンシャル(無意識的な運動意図)の立ち上がりが始まっているのがわかります。(1)の「動くぞ!」と思う意識的な意図そのものがレディネス・ポテンシャルに反映されている場合、時間軸で考えると「意識的な運動意図→レディネス・ポテンシャル→運動開始」の順番に起こるはずです。しかし結果は次ページの図のように、「レディネス・ポテンシャルの立ち上がり→意識的

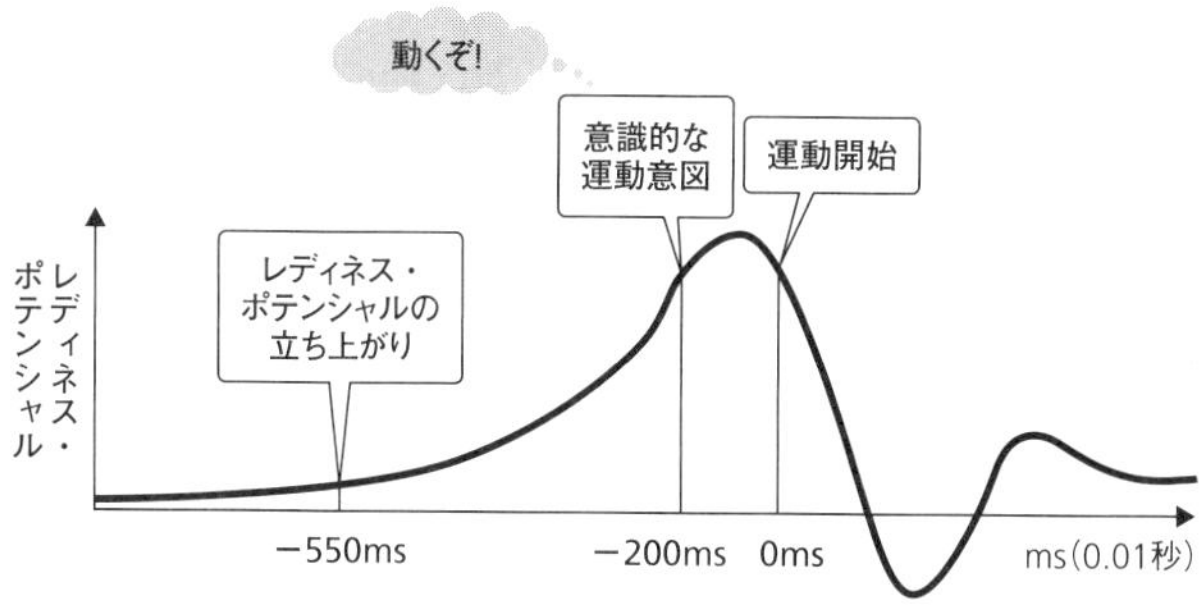

意図以前の無意識的判断
(ベンジャミン・リベットによる「自由意志」実験に基づく)

な運動意図→運動開始」になっています。脳の活動を見ることで、意識的な運動意図より前から、脳では「無意識に」行動を起こす準備を進めていることがわかるのです。個人差はありますが、運動開始よりも200ミリ秒前に意識的な運動意図が生じ、さらにその意図よりも約350ミリ秒前にレディネス・ポテンシャルが生じています。

私たちは、意識的な意図を持ってはじめて行動できると思いがちです。意欲のない人は、「やる気がない」「能力が低い」などと思われることが多々あります。しかし、この実験が示すように、まず先に無意識な意欲のもと(準備)が生じているのです。

脳内の活動からいえば、**やる気があるから行動できるのではなく、脳がやる気スイッチ(意識的な意図)を入れたためにやる気を「実感」して行動できると考**

えられます。

そう考えると、モチベーションを上げるためには「脳のやる気」を出させるほうが大事といえます。無意識のモチベーションを高められれば、自然と意識的なモチベーションもアップできるというわけです。

予想外の喜び

統計学習では、どのような刺激をどのくらい経験するかで確率的な記憶が決定し、それによって無意識的な判断（プライミング効果など）が生まれます。この無意識的な判断は潜在記憶として脳に残り、人間の意識的な行動に影響を与えます。どのような情報を統計学習すれば、その後の意欲を高められるかの例として、「めったにない」経験をすることがあげられます。これは、統計学習の観点からいえば、「ほとんど起こり得ない」予測困難なことや予測すらしていなかったことに相当します。

通勤バスのルートが突然変わるなど、予期していないこと（脳の予測に反したこと）が起こると脳はびっくりします。こういう情報に対して、脳は「今までの知識にはないことだ」と判断し、今後、同じような情報が来ても予測できる（びっくりしない）ようにするために、知識をアップデートします。この「びっくり」現象は記憶にも残りやすくなります。逆に、当たり前のことだけ起きていたら、脳は重要な情報ではないと判断し、記憶にも残りにくくなります。

ずっと家にいても、一日中動きまわっていても、私たちはみな平等に統計学習を自動的に行っています。脳はその学習をもとに予測どおりのことと予測困難なことを区別し、重要な情報だと判断すると長期記憶（31ページ）に運びます。予測や確率だけが重要性を判断する材料になるわけではありませんが、統計学習の観点から考えると、予測どおりのものはすでに学習済みの知識なので、長期記憶に運ばない可能性が高くなります。一日を振り返ったときに「今日は何も記憶に残るようなことをしていない」と感じた人は、「自分の無意識の予測に反するようなことが起こらなかった」ので記憶に残っていないだけともいえるでしょう。

自分の予測からはずれることは、驚きとともに身の危険や不安感、自分の経験が活《い》かされていない感覚（「がっかり」など）といったネガティブな感情を引き起こすことがあります。ですので、めったにない経験がいつもモチベーションアップにつながるわけではありません。予測しやすいことと予測困難なことをバランスよく学習している状態が大切です。予想外のことが適度に起こると、脳のワクワク感も上がります。たとえば知らない国に行くと言葉や文化が違うため、あらゆることが予想外ですが、脳は好奇心を持って新たなことを吸収しようとするため、記憶に残りやすくなります。だから、知らない国をはじめて訪れた記憶は長くとどめられるのです。そこに長く住み、文化にも慣れてくると目新しさがなくなるため、徐々に飽きて、覚えようという脳のモチベーションも下がってきます。

統計学習によって得られた知識とは異なるような情報に対して、脳は正しく予測できないため脳は「驚き」ます。この驚きは無意識的な処理ですが、ドキドキしたりゾクゾクしたりと強い身体反応が起きます。そして、この反応を脳が自覚することで、脳は「新しいこと」に対して意識的な感情をいだくといわれています[14]。このような身体内部の感覚(心拍のドキドキなど)を「内受容感覚」といい、自分の感情の認識に受容的な役割を果たします。

内受容感覚を通して生まれた意識的な感情が、あるときは不快だったり、あるときはうれしかったりすることで意識的なモチベーションにも影響を与えます。たとえば、「予想外の喜び」は脳の予測が実際の現象とは異なることで起こる「快」の感情です。しかし、実際の現象とは異なることで不快や不安が生じることもあります。同じ予測誤差にもかかわらず、喜びや不快、ワクワクや不安感など、さまざまに異なる感情が生まれるのです。

ここまでをまとめると、統計学習は身のまわりのあらゆる現象の確率を計算し、それに基づいて将来を予測して、予測と違うことが起こると知識をアップデートしています。脳の統計学習にとっての報酬(喜び)は、不確実性を下げて予測精度を上げることです。不確実性が下がる余地のないような想定内のことばかり起こるよりも、不確実性が高い予想外のことが適度に起こるほうが、それを学習して将来的な報酬につながるので脳のモチベーションも上がるのです。

2　脳のさまざまな学習と記憶

潜在記憶と顕在記憶

ここで一度、統計学習とその記憶が、ほかの学習や記憶とどのような関係があるかを整理したいと思います。これまで述べてきたように、統計学習は意図や意識、前提知識の影響を受けずに行われる「潜在学習」です[9]。また、統計学習によって得られた知識は、自分でも気づかないような潜在記憶のひとつといわれています。幼児が行う母語の学習は潜在学習といえます。幼児は文法や単語の意味など前提知識がなくても、言語刺激を受けつづけるだけで統計的確率を計算し、自動的に学習しています[1]。情報を受ければ受けたぶんだけ学習するため、潜在学習の知識は基本的には「情報にふれた量」に依存します。

意識にかかわらず行われる潜在学習に対して、意識や意図を伴うものを「顕在学習」といいます[15]。私たちがふだん「学習」と呼ぶものは、ほとんどが顕在学習を指しています。学校の授業や教科書を使った勉強や暗記などは、顕在学習です。

潜在学習から得られる知識は潜在記憶だといいましたが、顕在学習から得られる知識には顕在記憶と潜在記憶の両方があります。顕在学習を通して教科書から理論的・体系的に記憶するのと同時に、その情報がどれくらい不確実かなどの確率も統計学習によって潜在的に行われているからです。

顕在記憶は潜在記憶に比べて、得られた知識を自分なりの言葉で明確に説明できます[16-20]。わかりやすい例としては、幼児の第一言語(母語)獲得が潜在学習であるのに対して、成長後の第二言語(外国語)習得は顕在学習があげられます。学校では、外国語の文法を教科書や参考書から体系づけて学びます。単語も、単語帳などを使って丸暗記します。顕在学習では得たい知識を集中的に学習することができ、かつ得た知識を意図的に使ったり、ほかの人に言葉で教えたりすることもできるため「陳述記憶」とも呼ばれます。

私たちは状況や成長に伴って、このふたつの方法をうまく使いわけながら物事を学習しています。第一言語は潜在学習を、第二言語は顕在学習を用いるように、気づかないうちに切り替えながら学習しているのです。潜在学習と顕在学習のどちらのほうが効率よく知識を獲得できるかという問題に関しては、いまだに議論がわかれています。しかし、どちらかだけよりも、両方を切り替えながら知識を習得するほうが、記憶の効率性も定着度も高いことはまちがいないでしょう。

行動や判断に影響を与える潜在記憶

人間の記憶には大きく分けて長期記憶と短期記憶があります(記憶を瞬間的に保持する感覚記憶もありますが、ここではふれません)。長期記憶とは大量の記憶が文字どおり長期的に保存されます。短期記憶とは行列での整理券番号や相手から聞いた電話番号のように、そのときだけ覚えているような短い期間の記憶です。短期記憶は作業記憶(ワーキング・メモリ）と呼ばれることもあります。ここでは統計学習と関連する、長期記憶の潜在記憶についておもに説明します。

潜在記憶は、学習者の自覚がなくてもさまざまな行動や判断に影響を与えています[5、21-25]。そのことを理解するため、まず潜在記憶のタイプを見ていきます。潜在記憶には大きくわけて「手続き記憶」と「プライミング記憶」があります。手続き記憶が「運動」の記憶であるのに対して、プライミング記憶は「思考パターンのクセ」といえます。

もう少し具体的に説明すると、手続き記憶とは、言葉や論理的な解釈や理解がなくても身体が自然に覚えるような記憶です。よくあげられる例として、自転車の乗り方がありま す。私たちは「ペダルに片足をかけて、踏んで、次にもう片方の足をかけて」といった、言葉で説明するようなやり方では自転車の乗り方を習得していません。数年ぶりに自転車に乗っても身体が覚えていて、あまり意識せずとも乗りこなすことができます。歩行も同様です。赤ちゃんは歩くことができず、歩くための理論も知りません。けれど自然と身体が覚えることで、ほとんど無意識のうちに歩けるようになります。

母語の発話方法も手続き記憶のひとつといえます[26]。どのような口や舌の形で母語を発音するかは、教科書などを使って言葉で覚えるより、幼児の頃から会話を繰り返しなが

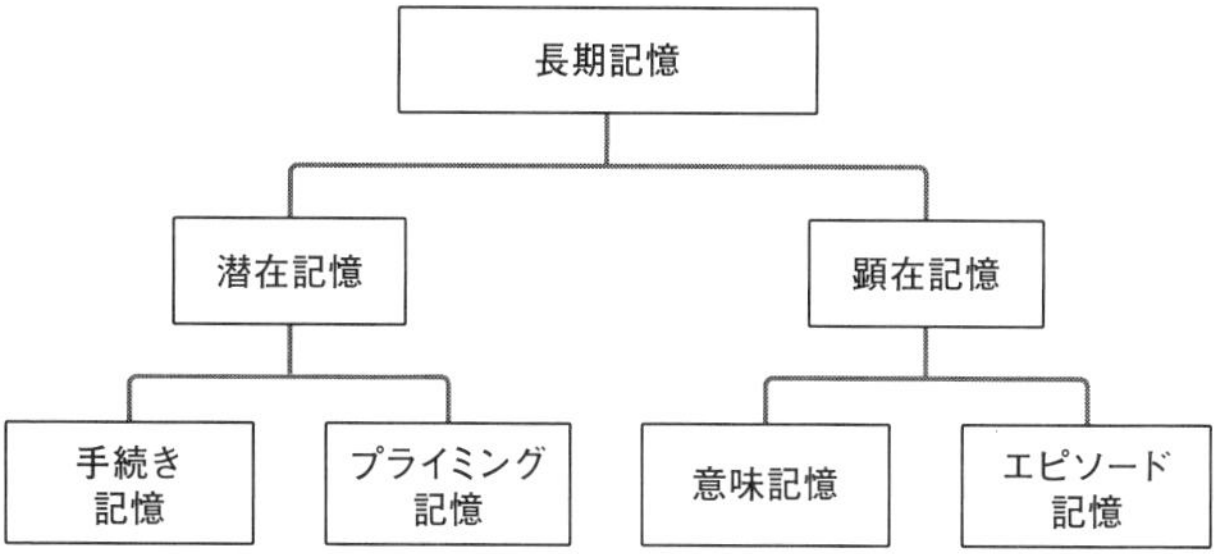

長期記憶の種類

ら潜在的に身体で覚えていくものです。このように、自転車の乗り方や母語の発話方法などの手続き記憶は言葉で説明しにくい反面、生涯を通して忘れにくいという利点があります。

それに対してプライミング記憶は、直前の事柄が後の事柄に影響を与えるような記憶をいいます。プライミング効果（20ページ）は、直前の記憶（プライミング記憶）による効果を指します。プライミング効果は潜在的（無意識的）な処理によって行われるのが特徴です。

手続き記憶やプライミング記憶はどちらも潜在記憶であるため、両方とも脳の統計学習によって獲得されます。同じ潜在記憶でも手続き記憶とプライミング記憶では、モチベーションへの効果が多少異なります。

手続き記憶は運動の記憶であり、行動や運動のモチベーションに影響を与えます。たとえば、まだ自転車に乗れない子供が一生懸命に練習するのはストレスがかかりますので、エネルギーを大量に消費します。一方で、一度乗り方を習得すれば、その後はあまり苦労しません。前述の赤ちゃんの歩行に関しても同じです。一度歩き方を覚えれば、がんばらなくても歩けます。このように、手続き記憶によって最小限のモチベーションでも行動に移すことができます。

かたや思考パターンのクセであるプライミング記憶は、関連情報を見るとその商品の購買意欲が高まるように、モチベーションを左右する記憶といえます。「意図と行動はどちらが先か」の項（22ページ）でレディネス・ポテンシャルについて説明しましたが、プライミング効果のような無意識的な判断は、その後の意識的処理にも影響を与えます。そのためプライミング効果の影響だと気づかず、自分自身で判断したという勘違いにつながるのです。

普遍的な顕在記憶

潜在記憶は統計学習によって得られ、行動や思考に影響を与えますが、記憶した自覚がなかったり、自分の言葉で説明できなかったりするのが難点です。それに対して顕在記憶は、自分の知識を言葉で説明できるものです。一般にいわれる「知識」に該当します。

顕在記憶は記憶のタイプによって、「意味記憶」と「エピソード記憶」にわけられます[27]。意味記憶とは、物の名前や単語など共有できるような普遍的な記憶を指します。どんな形や色であっても、一定の要件を満たせばすべて「鉛筆」と呼ぶのと同様です。

エピソード記憶は過去に起きたことを思い返したり、頭の中でストーリーをイメージしたりするような記憶です。意味記憶と同様に、自分の記憶を言葉で説明できます。家族と今日あった出来事を話せるのもエピソード記憶のおかげです。一方で意味記憶のように、誰かと共有できる普遍的なものではありません。同じ出来事でも、そこから受ける喜びや怒りといった感情が人それぞれ違うように、エピソード記憶は自分だけが持つ記憶といえます。

統計学習の基本メカニズム

さて、さまざまな学習や記憶について簡単に説明したうえで、改めて統計学習の話に戻ります。人間は脳の統計学習により、不安定で不確実な現象の確率を計算し、周囲の「確率分布」をなるべく正確に把握しようとします。そうできれば、脳は珍しい（起こるはずのない低確率の）ことだけに注意を払えばよくなります。統計学習は、大きく分けて「確率の計算（あることがどのくらいの確率で起こるか）」と「不確実性の計算（全体の情報がどのくらい複雑なのか）」のふたつを行っています。

確率の計算に関して、統計学習では具体的に「遷移」確率を計算します。遷移確率とは、Aの状態からBの状態へ遷移するように、情報が移り変わる確率を指します。筆者はおもに音楽を研究しているので、音楽を例に説明しましょう。

次ページの図にある「チューリップ」の曲でいえば、ドの次は必ずレ、ミが来ます。つまり、ドから遷移する確率はレ、レから遷移する確率はミがいちばん高い（100パーセント）ことになります。よって、この「チューリップ」の曲を統計学習した場合、脳はドを聴いたあと、レ、ミを予測するようになるのです。もし、ド、レ、と続いたあとに、ミではなくシが実際に聴こえると、「いつもの曲となんか違うぞ」と驚き、注意を向けるようになります。そして、今後同じような情報が来ても予測できるようにするために知識をアップデートします。逆に、ずっとドレミが連続して聴こえてきたら、脳は飽きてきて注意を向けなくなります。これが、統計学習のモチベーションの違いです。私たちの脳は、音楽を聴くときでも自動的に遷移確率を計算しているのです。

あらゆる事象に対して遷移確率を計算した分布を「遷移確率分布」と呼びます。ひとつ

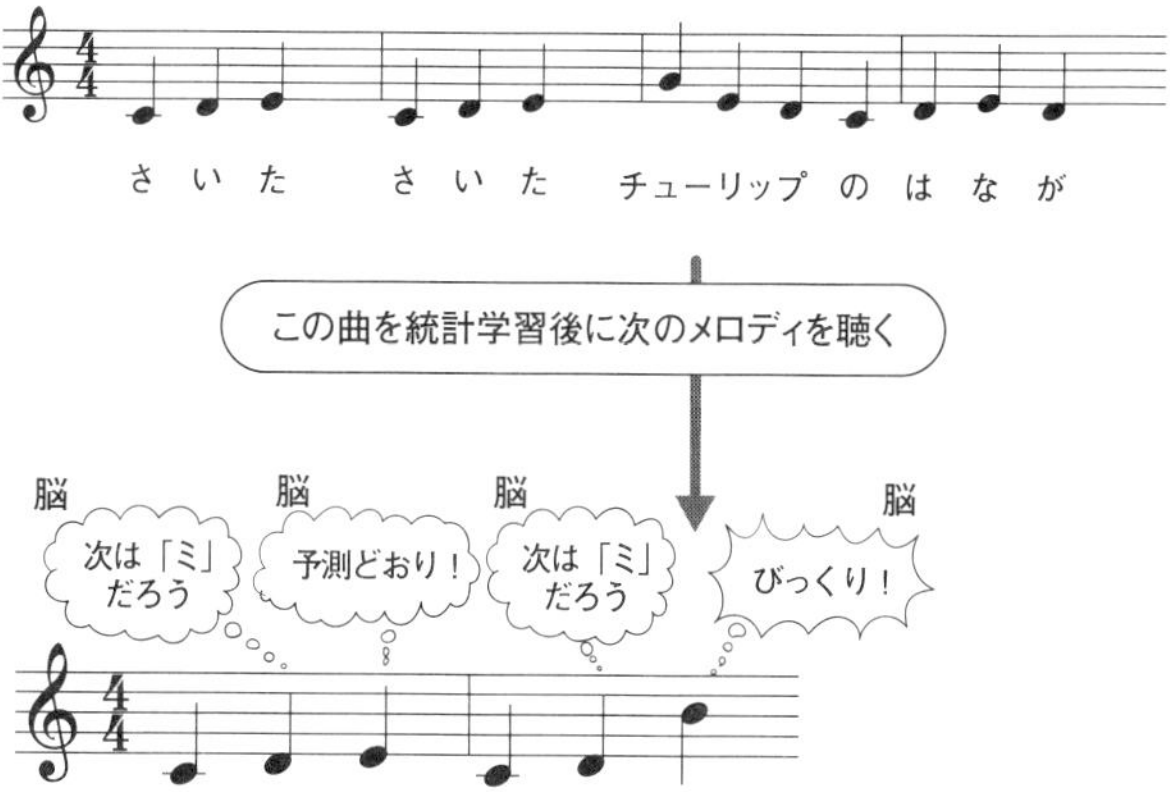

「チューリップ」（作詞：近藤宮子、作曲：井上武士）のメロディに見る遷移確率と予測

ひとつの遷移確率の知識に対して、情報の統合的な知識に該当します。単純な遷移確率では、ドのあとはレのようなひとつの事象しか予測しませんが、曲全体の学習では、あらゆる事象の確率を統計学習します。「チューリップ」の例でいうと、レから遷移する確率はミがいちばん高いがドの可能性もある、ソのあとはミがいちばん高いといった、事象を統合的にひとつの分布にまとめた知識です。この遷移確率分布の知識が、統計学習のもうひとつの機能である「不確実性」の学習に相当します[28-32]。この不確実性は、数学的には「情報エントロピー」という値に該当し、遷移確率分布がどれくらい複雑かを表します。遷移確率分布が複雑なほど（ばらつきの度合いが高いほど）、不確実性が高まり

ます[32]。

情報をまとめて効率化する

最近の研究により、統計学習は情報が移り変わる確率を計算するだけでなく、意味的な塊《かたまり》ごとに情報を処理する構造化の理解にも影響を及ぼすことがわかってきました[33]。この構造化において重要なのが、「チャンク」という機能です。脳内では、「チューリップ」のドレミのように遷移確率の高い情報をひとかたまりの情報としてみなします。チャンクとは、ぱっと見たり聞いたりしたときに、バラバラの情報をつなげて「ひとかたまりの情報」として圧縮することです（情報の塊自体を「チャンク」と呼ぶ場合もあります）。たとえば、「私はこの仕事のやる気がとても高い」という文章からは、「私は」「この」「仕事の」「やる気が」「とても」「高い」といった6つにチャンクできます。人によっては、「私は」「この仕事の」「やる気が」「とても高い」のように4つにチャンクするかもしれません。

バラバラの情報をつなげてチャンクすることで脳の情報処理の負荷が軽減され、それによって情報処理の効率が上がります。どれくらい長い塊としてチャンクできるかは、訓練や練習の繰り返し（熟達度）によると考えられています。

前述の文章の例でいえば、「私はこの仕事のやる気がとても高い」という文章には「〝わ〟〝た〟〝し〟〝は〟〝こ〟〝の〟〝し〟〝ご〟〝と〟〝の〟〝や〟〝る〟〝き〟〝が〟〝と〟〝て〟〝も〟〝た〟〝か〟〝い〟」と20個の音節があります。これらをひとつずつ処理するよりは、「私は」「この仕事の」「やる気が」「とても高い」といった4つの情報として処理したほうが、格段に処理スピードが上がります。さらに学習していくことで、「私は」「この仕事のやる気が」「とても高い」のように3つにチャンクされ、より情報効率が上がり、最終的には「私はこの仕事のやる気がとても高い」という情報をひとつの情報として認識できるようになります。

英語が苦手な日本人が、英語のドラマや映画、ニュースなどを正しく聞きとれないのも、チャンク機能と関係があります。英語のシラブル（音節）ひとつひとつを完璧に聞きとろうとしても、ネイティブスピーカーのスピードについていけません。訓練によって、ある程度チャンクされるので情報処理効率も上がり、聞きとれるようになってきます。日本人なら、「〝わ〟〝た〟〝し〟〝は〟〝こ〟〝の〟〝し〟〝ご〟〝と〟〝の〟〝や〟〝る〟〝き〟〝が〟〝と〟〝て〟〝も〟〝た〟〝か〟〝い〟」と聞きとろうとはしないでしょう。バラバラの情報をつなげてチャンクしていくことで、インプットやアウトプットをする際の脳に対して情報処理の負荷を軽減できます。

1996年に、ウィスコンシン大学の心理学者ジェニー・サフランらによってはじめて発見された乳幼児の統計学習のメカニズムもこのチャンク機能を示唆しています[1]。サフランらは、文法などの前提知識のない乳幼児に、音声の列(bidagupadotigolabubidagu)を聞かせました。この音声の列は、一見なんの法則性もないように見えますが、じつは「bidagu」「padoti」「golabu」など、3つの音節の塊がランダムに並んでいます。私たちがこの音声の列を聞いただけでは、3つの音節の塊からなっていると意識的に気づくのは非常に難しいことです。しかし、サフランらやその後の多くの実験では、人間が意識的に気づくか否かにかかわらず、脳が自動的に「bidagu」「padoti」「golabu」は塊として高確率で現れることを計算し、その音節の塊を単語のようなものとしてチャンクできることを示しました。このように文法的知識のない乳幼児は、統計学習を通して情報をまとめているのです。

統計学習は、脳が24時間自動的に行っている学習システムです。私たちが起きているあいだに学習できる時間は限られていますが、統計学習は時間や場所の制約もなく、また意識的なモチベーションにも左右されません。学習時間やエネルギー消費から考えると、統

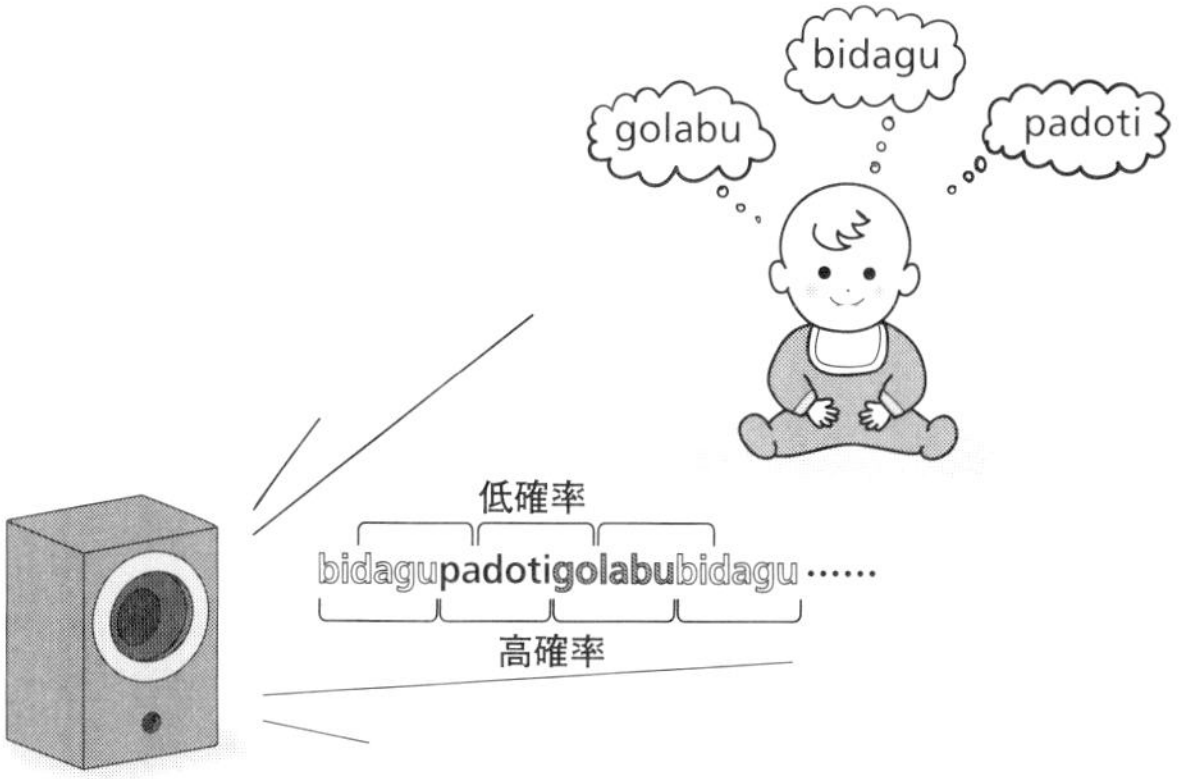

乳幼児の統計学習（サフランらの実験に基づく）

計学習は最強の学習法かもしれません。大人になって外国語を何十年も勉強しても流暢《りゅうちょう》に話すのは難しいことが多いですが、乳幼児はほんの数年で母語をマスターできます。ほかの要因もたくさんありますが、乳幼児の言語習得において統計学習の影響は大きいといえるでしょう。

一方で、筆者らの研究チームでは、統計学習のチャンク機能は意識には上らない潜在記憶であることを、脳波を用いて示唆しました。筆者とノルウェーのベルゲン大学の協働研究チームでは、サフランらのように音節の塊がランダムに並ぶ音の列を聞かせたときの脳波活動を計測しました[5]。音声の列の聴取後、被験者に実際の音節の塊を聞かせ、これが先ほど聞いた音声の列に含まれていたかをたずねるテストをしましたが、被験者はそれに正しく答えられませんでした。しかし脳波上では、脳が確実に音節の塊を認識していることがわかりました。統計学習によって得られた潜在記憶は学習者本人も気づくのが難しいのです。

この知識に自分で気づくひとつの方法は、反復学習です。とにかくたくさん覚えることで、バラバラの情報がチャンクされて顕在記憶（意味記憶）へと変化するようになるという報告もあります。そうなると、身についた知識を他の人と共有することもできます。

相反する統計学習

統計学習で、すべてを理解した（不確実性が下がりきった）情報に対して脳はもはや興味を示さなくなります。それ以上不確実性を下げることができないからです。

ここで起こる現象は、脳の「飽き」です。脳はすべてを理解した情報を「つまらない」と感じ、ほかに何か面白そうなことはないかと、あえて不確実な情報に興味を持つようになります。脳にとって新しい不確かな情報は不安ではありますが、不確実性が下がりきった情報よりは、将来的に予測精度を上げるという報酬が期待できるのです。

予測しやすさ（安心感）と予測しにくさ（新規性）がバランスのとれている状態が、脳のモ

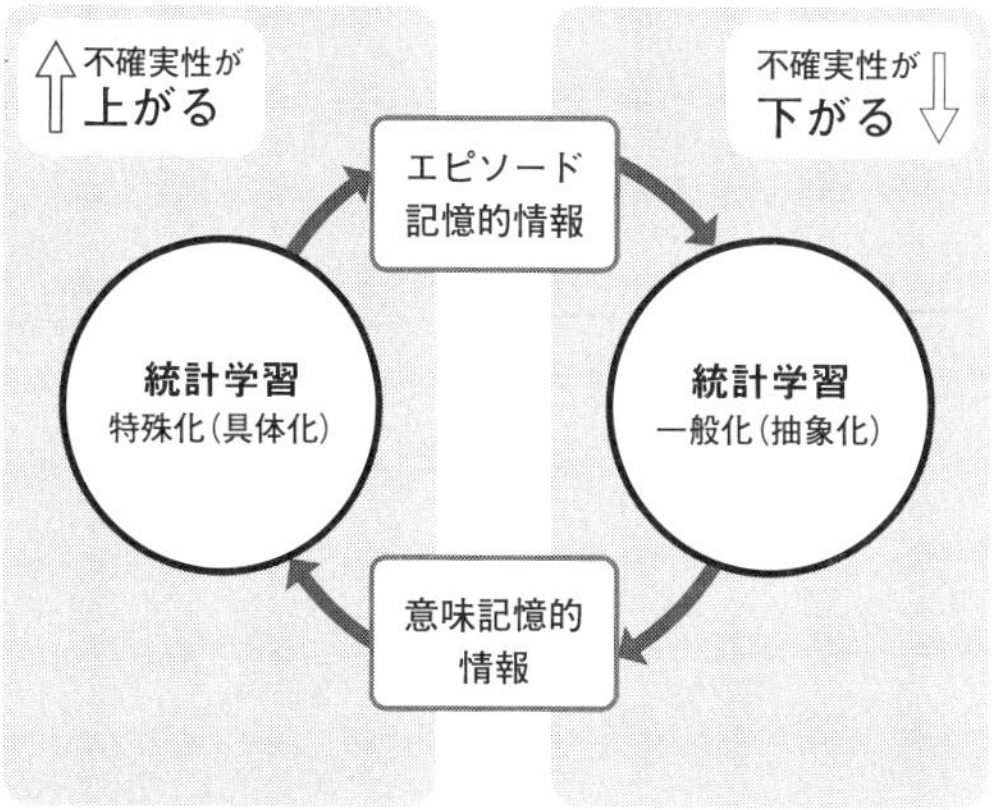

統計学習のサイクル

チベーションとしては最適です。これを、統計学習による一般化（抽象化）と特殊化（具体化）と表現することができます。脳の仕組みについては第3章で説明しますが、簡単にいえば統計学習による一般化とは、確実性の高い複数のエピソード記憶的情報の塊をひとつの情報としてチャンクして、みなで共有できるような顕在記憶（意味記憶的情報）へと変えることです。それに対して特殊化とは、チャンクした複数の意味記憶的情報の塊を組み合わせて、新しいひとつのエピソード記憶的情報を作り出すようなことを指します。

たとえば「私はこの仕事のやる気がとても高い」という情報から、「私は」「この」「仕事の」「やる気が」「とても」「高い」といった6つにチャンクできます。これが統計学習の一般化（抽象化）です。これらの塊は、ほかの異なる文章でも使うことができる一般的な知識となります。それに対して特殊化では、チャンクした複数の意味記憶をもとにして単語をバラバラにして位置を入れ替えたり、ほかの言葉と組み合わせたりして独自の文章を作ることもできます。たとえば、別の文章の塊から「ありますか？」という言葉と組み合わせて、「やる気が」「高い」「仕事（は）」「ありますか？」という疑問形の文章を作るのも特殊化です。

不確実性の観点からいえば、一般化は高確率の情報の塊（エピソード記憶的情報）をチャンクし、ひとつの情報としてまとめて情報量を減らすので不確実性が低下しますが、特殊化ではチャンクした情報を組み合わせて新しいエピソード記憶的情報を作成するので不確実性が増加する傾向にあります。

私たちの脳は、慣れない新規性の高い情報を学習するときは、まず統計学習の一般化により不確実性を下げ、完全に知識が定着しはじめたら、今度は特殊化によって、あえて定着した知識を壊し、新しい（不確実性の高い）情報を作ったり学習したりできます。情報のチャンクによって脳の負荷を軽減し、またそのチャンクした複数の情報を〝元手に〟いろいろな方法で組み合わせることによってはじめて、オリジナルの情報を創作できるようになります。

学習で予測の信頼性が高まる

このように脳の統計学習では、不確実性を下げたい願望と、不確実な情報への興味という相反するふたつの力が互いに引き合うように存在しています。統計学習の一般化によって不確実性が下がり、逆に特殊化によって上がる転換の際に「不確実性のゆらぎ」というものが生じます。近年では、このゆらぎに個性や創造性、芸術的感性が宿ると考えられています[34]。プロの演奏家なら、「安定した演奏（確実性の高い演奏）」と「少しズレた演奏（不確実性の高い演奏）」を使いわけることができますが、その演奏中のズレと修正の転換を通してゆらぎが起こります。私たちはゆらぎによる世界の中で音楽を楽しんでいるのです。

脳における不確実性には、統計学習によって得られた知識全体の不確実性と、ある情報を予測する際に生まれる不確実性の2種類があります。共通するのは、どのくらい自信をもって予測できるかといった「予測の信頼性」にあたるものです。

次ページの図は、ある情報を90パーセントの確率で予測しているときの脳の状態を表しています。左のグラフは学習前の脳の状態、右のグラフは学習後の脳の状態です。山は、

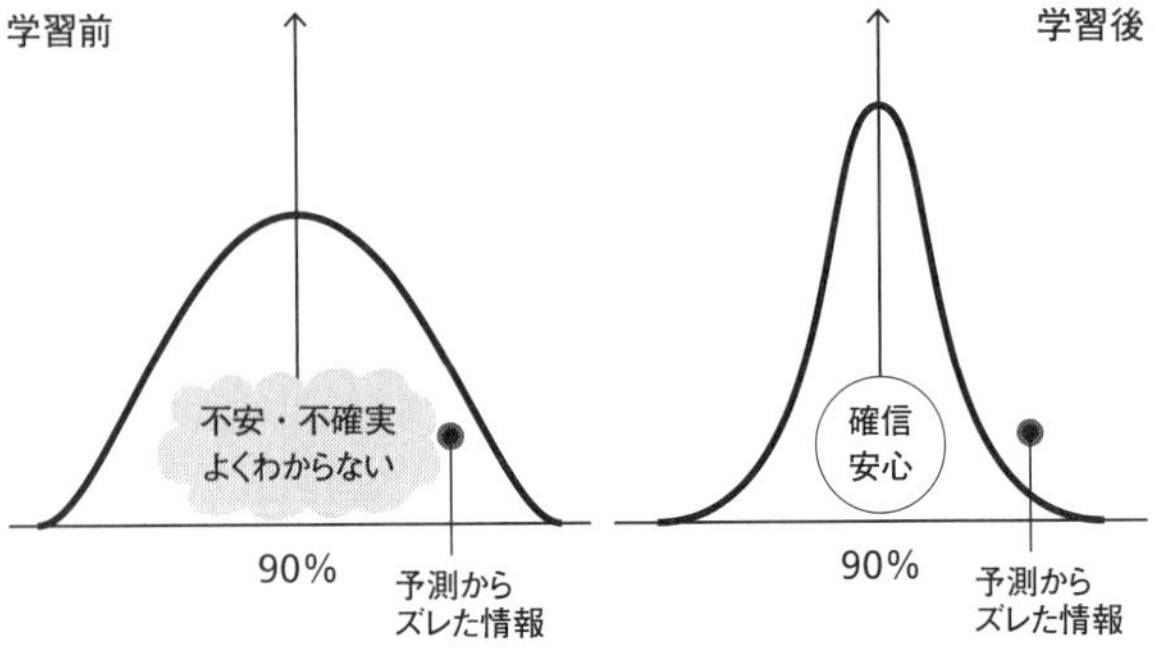

確信度のちがい

確率のばらつき度合いを示しています。どちらも、山のピークは90パーセントなので、予測の確率は同じです。違うのは、山の鋭さです。この鋭さが、確率の不確実性を示します。

90パーセントをピークに山が横に広がっている状態（学習前）というのは「次にAが来る確率はたぶん90パーセントだけどあまり確信がない状態」です。山が鋭くなればなるほど（学習後）、「次にAが来る確率は90パーセントである」という確信度が高い状態を表しています。これは、学習によって情報のばらつきが少なくなり、ある現象に対して安定して〝確実〟に90パーセントを予測できるようになっていることを意味します。

同じ確率であっても、予測の精度が変わるというのはよくある現象です。たとえば、サイコロを6回だけ振って1の目が1回出た場合、そのサイコロを振って1が出る確率は1／6（約16・7パーセント）ですが、その確率が本当に正しいのか確信が持てず、もしかしたら細工されていて今回たまたま1回だけ出たのではと思うかもしれません。しかし、600回振って1が100回出た場合は、6回のときに比べて確信を持って1が出る確率が1／6であるといえるでしょう。回数を得ることで予測の精度が上がるからです。

ほかにも、10種類の情報が10回提示されたとき、Aという情報が10パーセントの確率（1回）で来て、次の10回で90パーセントの確率（9回）で来た場合、平均では50パーセント（10／20）になりますが、それだとばらつきが高く安定していません。一方で、最初の10回で5回、次の10回でも5回来たときは、平均は同じ50パーセントだとしても、前者に比べるとより確実に50パーセントであるといえそうです。

このように脳は、学習によって確信度を高められます。確信度が高い状態（学習後）で現象を予測するとわずかなズレでも認識するので、プロの演奏家のようにあえてずらして「不確実性のゆらぎ」を起こすこともできます。創造性を発揮するには、まず訓練を重ねることで本質を身につける必要があるのです。

「微妙なズレ」が意欲を起こす

確率のばらつき度合いを示す山の鋭さと「不確実性のゆらぎ」の関係について、もう少し説明します。

基本的に人は常に新しいものにふれつづけると、脳の情報処理エネルギーが多くなり疲れます。一方で、常に当たり前すぎるものにふれつづけていても脳は飽きてしまいます。予測からズレすぎず、当たり前すぎない「微妙なズレ」に、人は心を動かされると考えられています。たとえば、勉強においても、あまりにも難しいものにはモチベーションが上がりませんし、大学受験生が足し算をたくさん解くような課題を与えられてもやる気が起きないでしょう。ある程度理解できるけれど、ちょっとわかりにくい「予測や経験からの微妙なズレ」が知的好奇心や興味を刺激し、学習意欲を湧《わ》かせるのです。

この「予測や経験からの微妙なズレ」が「ゆらぎ」の要因となりますが、ゆらぎを正確に認識するためには、サイコロの例のように回数を重ねることが必要です。たとえばピアノ初心者は曲を演奏する際、ある程度楽譜どおりに演奏できてもリズムなどがズレることが多くあります。46ページの図でいえば、ズレによって山の幅が広がり、緩やかな山（学習前）の状態になります。また、微妙なリズムのズレ（予測からズレた情報。図中の●）も、初心者はズレとして認識することが難しいものです。学習前のグラフのように、演奏の精度が低いため（山が緩やか）、ミスもズレも予測内（山の中）に含まれてしまうからです。

一方で、プロの音楽家のように膨大な時間をかけて曲を練習すると、ズレの少ない精度の高い演奏ができるようになります。また、素人では認識できないほどの微妙なズレを「ズレ」として認識できるようにもなります。図中の学習後のように、演奏の精度が高いため（山が鋭い）、予測内（山の中）と予測外（山の外）を認識できるようになります。たとえばジャズの即興演奏では、基本のスケール（音階）から少しはずれた音をあえて挿入して意外性をもたらすなどのテクニックも駆使したりします。

実際、ロンドン大学のマーカス・ピアス博士らの研究グループでも、音楽家は長期的な統計学習によって脳内に音楽の普遍的な構造を生成していることを示唆しています[35-37]。そして訓練や経験を通して不確実性を徐々に下げて洗練させていくことで、はじめての音楽を聴いても不確実な部分を認識しやすくなるのです。

あやふやで不確実な情報に人は心を動かされますが、それを不確実だと認識するためには、確かな情報を確実なものとして認識できるよう訓練を重ねることが必要です。予測の精度が上がることではじめて、微妙なズレによって知的好奇心やモチベーションが沸き起こるようになります。

新しいものへの創造意欲

不確実性のゆらぎとモチベーションの関係は、作曲家の楽譜からも観測できます。たとえば、バロック時代からロマン派時代の変遷の最中にいた古典派のベートーベンは、新しい不確実な音楽への挑戦に非常に意欲的だったといわれています。このことから筆者は、ベートーベンの生涯の曲を分析することで、「不確実性のゆらぎ」を可視化できるのではないかと考えました。これを明らかにするべく、脳の統計学習の計算モデルを用いて、ベートーベンのピアノソナタ全曲の不確実性（情報エントロピー）を解析しました[38・39]。その結果、ピアノソナタ前期から中期、後期になるにつれて、曲の不確実性が上昇していることがわかったのです。

本来、私たちの脳は、外部の情報の不確実性を下げて情報を整理しようとします。この不確実性の減少が脳への報酬となります。しかし、完全に理解しきってしまうと（不確実性が下がりきってしまうと）、その情報からはもはや報酬を望めないので、脳は新たな報酬を求めて、不確実な情報に対してモチベーションが上昇します。そのため、既存の情報をいったん壊すことで新たな不確実性が生成され、ゆらぎが生まれる要因となります。あくまで筆者の推測ですが、ベートーベンの結果から考えられることは、彼は生涯、常に新しい音楽を作るモチベーションがとても高かったのではないか、ということです。

ここで改めて振り返りたいのは、不確実性は情報の「新規性」だけでなく、情報全体の「複雑さ」も意味していたということです。たとえば後期に、前期とはまったく違う新しいフレーズを使用したとしても、その新しいフレーズを頻繁に用いていれば、曲の不確実性は低いままです。たとえ前期と比べて斬新でも、曲内でそのメロディーが何回も流れるようであれば、斬新であっても単純な曲になるからです。解析の結果、不確実性は前期から後期につれて増加していました。ベートーベンは前期から後期にかけて、斬新さだけを求めたのではなく、曲内の複雑さも追求したといえるでしょう。

さらに、ベートーベンの後期ピアノソナタは、彼の耳が聴こえなくなってきたといわれる時期と重なります。前期から中期よりもむしろ後期で、不確実性(情報エントロピー)が急激に高くなっているのです。これもあくまで筆者の推測の域を出ませんが、もしかしたらベートーベンは、耳が聴こえなくなってきたことで、単純に過去の曲とは違うものといった顕在的な斬新さよりも、内面から湧き出るような不確実性を追求するようになったのかもしれません。

ここでは音楽を例に出しましたが、ベートーベンのように確実性と不確実性のバランスがとれることで安心感と不安感（安定感と不安定感）が均衡を保ち、結果としてモチベーションを維持できるのです。

第1章では、モチベーションアップや逆に下がる要因となる脳の統計学習を中心に述べてきました。第2章では、統計学習とも関連する、さまざまなモチベーション理論について見ていきましょう。

第2章

「脳の壁」を壊す

――変化と維持のせめぎあい

1 さまざまなモチベーション

モチベーションの理由

モチベーションには特徴によって多くの分類法があり、第2章ではそのタイプの違いについて取り上げます。なかには統計学習と結びつきが強いものもあります。

モチベーションは一般に何か行動を起こす欲求や気持ちを指し、モチベーションに関する研究をまとめて「モチベーション理論」といいます。研究分野は多岐にわたり網羅しきれませんが、本書では重要な部分だけを図にまとめました(84ページ)。分類法に関して、研究者によって解釈が異なることをあらかじめお断りしておきます。

まず、モチベーションについて説明するうえで重要な言葉をお伝えします。モチベーションが起こるには必ず理由があります。この「理由」となるものを「モチベーター」といいます[1-3]。「空腹」「喉《のど》の渇き」は、「ご飯を食べたい」「水を飲みたい」というモチベーションを促すモチベーターです。

モチベーターは、人によってさまざまです。たとえば、お金を稼ぐために芸術家になる人は（少なくとも私のまわりでは）少ないといえます。お金よりも「すぐれた芸術作品を残したい」というモチベーションが重要であるため、作品のアイデアを生み出すきっかけとなるような貴重な経験のほうがモチベーターとなり得ます。このため、ビジネスパーソンと比べると、お金はモチベーターとはなりにくいのです。芸術家にとっては、感動的な体験、恋愛、素晴らしい演奏会、美しい景色、良い師匠との出会いなどが、お金より優位となるでしょう。まずは「自分にとってモチベーターが何か」を把握することが、モチベーション維持にとって大切です。

良いサイクルを作り出す

ほかに大切な言葉として、モチベーションの目的となる「報酬」があります。「食事をしたい」というモチベーションに対する報酬は「食べ物」になります。「勉強をしよう」なら、「先生や親から褒《ほ》められる」「点数が上がる」などです。「たくさんお金を稼ぎたい」というモチベーションに対しては、「お金」が報酬となります。

モチベーターと報酬が同じこともよくあり、その場合、良いサイクルにつながりやすくなります。いつもモチベーションが高い人のサイクルは、「モチベーターによって↓モチベーションが上がり→その結果として報酬を得て→その報酬がモチベーターとなる」となります。仕事が評価されてモチベーションが上がり、それによってさらにいい仕事ができて評価もますますアップし、いっそうモチベーションが上がる、も同様です。モチベーションを高めるためには、良いサイクルを作ることが重要といえます。

このサイクルに関して、脳の統計学習から考えてみましょう。統計学習の報酬は「不確実性の減少」や「予測精度の向上」です。統計学習によって報酬を得る（不確実性を減少させる）ためには、そもそも不確実性の高い情報にさらされなければなりませんので、モチベーターは「不確実性の高い情報」であり、「不確実性を下げたい」というのがモチベーションです。不確実性の高い情報は、複雑な情報と考えることもできます。

統計学習のモチベーションのサイクルに当てはめると、「不確実性の高い情報（モチベーター）によって→脳の学習モチベーションが上がり→その結果として不確実性が下がる（脳が報酬を得る）」という流れになります。

けれどこのサイクルでは、「不確実性の高い情報」というモチベーターに対して「不確実性の減少」が報酬となり、不確実性はどんどん減っていき、最終的には予測どおりのつまらない情報になってしまいます。このモチベーターと報酬の矛盾に対する答えは、統計

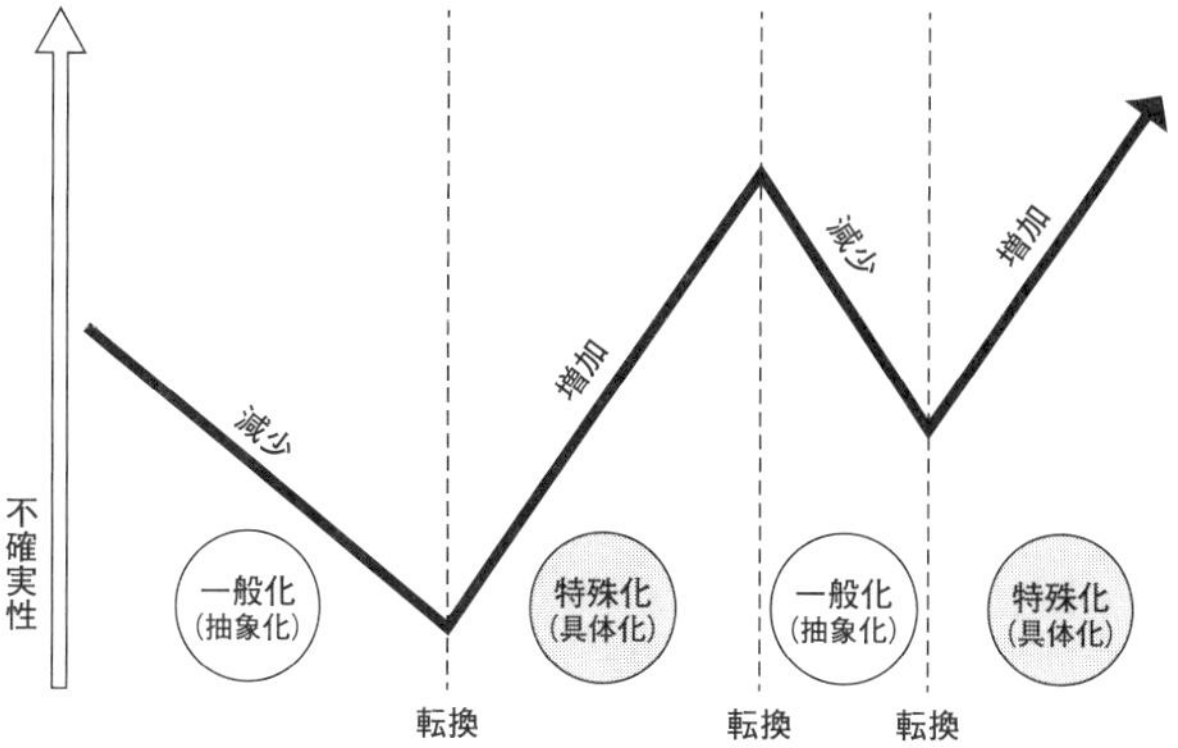

統計学習のモチベーションのサイクル

学習による一般化（抽象化）と特殊化（具体化）のサイクルにあります。

統計学習による「一般化」は、高確率で出現する情報を塊としてチャンク（圧縮）し、ひとつの情報としてまとめて情報量を減らすので不確実性が低下します。一方で「特殊化」では、チャンクした複数の情報をいったん壊したうえで組み合わせて新しい情報を生成するので、不確実性が増加する傾向にあります。

私たちの脳は、新規性の高い情報を学習するときはまず、統計学習の一般化により不確実性を下げ、知識が定着しはじめたら、今度は特殊化によって、あえて定着した知識を壊し、新しい（不確実性の高い）情報を作ったり学習したりして、ふたたび不確実性を上げることができます。この逆方向にはたらく2種類の統計学習（不確実性を下げようとする学習と上げようとする学習）が共創しあうことによって、不確実性を上げたり下げたりできます。そしてこれが、統計学習のモチベーションを下がりきらせない方法にもなるのです。

維持と変化の闘い

モチベーションといえば、勉強や努力によって新たな能力や技術、知識を得るというやる気、気合いのようなものをイメージしがちです。これは、現時点の自身の状態から「変化」したいというモチベーションです。しかし、モチベーションは変化だけではありません。広義でいえば、私たちは現時点の状態を「維持」しようというモチベーションも兼ね備えています。

たとえば、私たちの身体には「ホメオスタシス（生体恒常性）」という現状維持機能が備わっています。ホメオスタシスとは、環境が変化しても身体の状態を一定に保とうとする生体のはたらきのことをいいます。「暑くなったら、汗をかいて体温調整をする」などが該当します。これらは自律神経によるもので意識や意図とはあまり関係なく、統計学習のような潜在的・無意識的処理といえるでしょう。

この「潜在的・無意識的」な現状維持機能は「意識的」なモチベーションに影響を与えます。お腹がすいたら食欲が湧くのはホメオスタシスの機能の一部ですが、「食べたい」という意識的なモチベーションも高めています。これによって、体重も一定に維持され、健康を保てるのです。

現状維持機能は、変化を拒みます。一方で、健康上は最適な体重でも、「ダイエットしてもっとやせたい」というモチベーションも起こります。ホメオスタシスのような現状維持のモチベーションとは反対の、変化したいモチベーションといえます。

このように、私たちには維持と変化の相反する2種類のモチベーションが常に表裏一体で存在しています。これらを統計学習に当てはめると、「不確実性を下げて予測精度を上げたい」というモチベーションは、予測を最適な状態にして脳の処理を安定させるため、維持モチベーションに近いものです。一方で、新たな報酬(不確実性の減少)のためにあえて不確実性の高い情報を求めるのは、知識の変化を促すための変化モチベーションに相当します。脳の統計学習においても、維持と変化のモチベーションが競合しながら存在しているのです。

「気の持ちよう」より、脳を変える

私たちの行動の多くは、統計学習の確率的な記憶をもとにした判断にしたがっています。この無意識の判断は潜在記憶として脳に残り、意識的な行動やそのモチベーションに影響を与えています。変化や維持のモチベーションに対しても同様です。これは、前章で説明したリベットの実験からもいえます。脳の電気活動である「レディネス・ポテンシャル」が示すように、意識的なモチベーションより前から、脳では無意識に行動を起こす準備を進めているのです。

私たちは、まわりでよくわからないことが起こると不安になります。不安は意識的な現象ですが、「よくわからないこと（不確実なこと）」の認知は、これまでの人生で行ってきた不確実性の計算によって、はじめて認識できる心理現象です。よくわからないことを理解しようとしたり、あるいは避けたりするとき、不確実性を下げて脳の状態を安定させたいという維持のモチベーションがはたらきます。

反対に、不確実性の高い現象に対して興味をいだくのは、よくわからないものを積極的に取り入れようという変化のモチベーションにあたります。安心な状態を保ちたいという「維持」モチベーションと不確実性の高い現象を取り入れたいという「変化」モチベーション――これら逆向きのふたつの力が引き合い、「不確実性のゆらぎ」が生じます（45ページ）。ゆらぎが生じることで維持と変化のどちらかに傾くことなく、モチベーションのバランスがうまくとれるのです。

このように、維持と変化のモチベーションはともに無意識に発して、意識に現れます。意識的な「気の持ちよう」より、無意識のモチベーションをコントロールするほうが意識的なモチベーションもアップできるというわけです。

物質的欲求――生きるうえで必要なモチベーション

ホメオスタシスのように、維持のモチベーションは生きていくうえで必要な機能であるにもかかわらず、なぜ私たちはあえて抗い、変化を起こそうとするのでしょうか。これから、その根拠になり得るモチベーション理論に入っていきます。

モチベーション理論で最も有名なものに、アメリカの心理学者アブラハム・マズローの「欲求階層説（欲求段階説）」があります〔4・5〕。次ページの図のようにマズローは人間の欲求を階層的に示し、これらが下位から段階的に満たされていくと主張しました。とくにマズローの理論の根底にあるのは、「人間は階層の最終段階である自己実現（または自己超越）

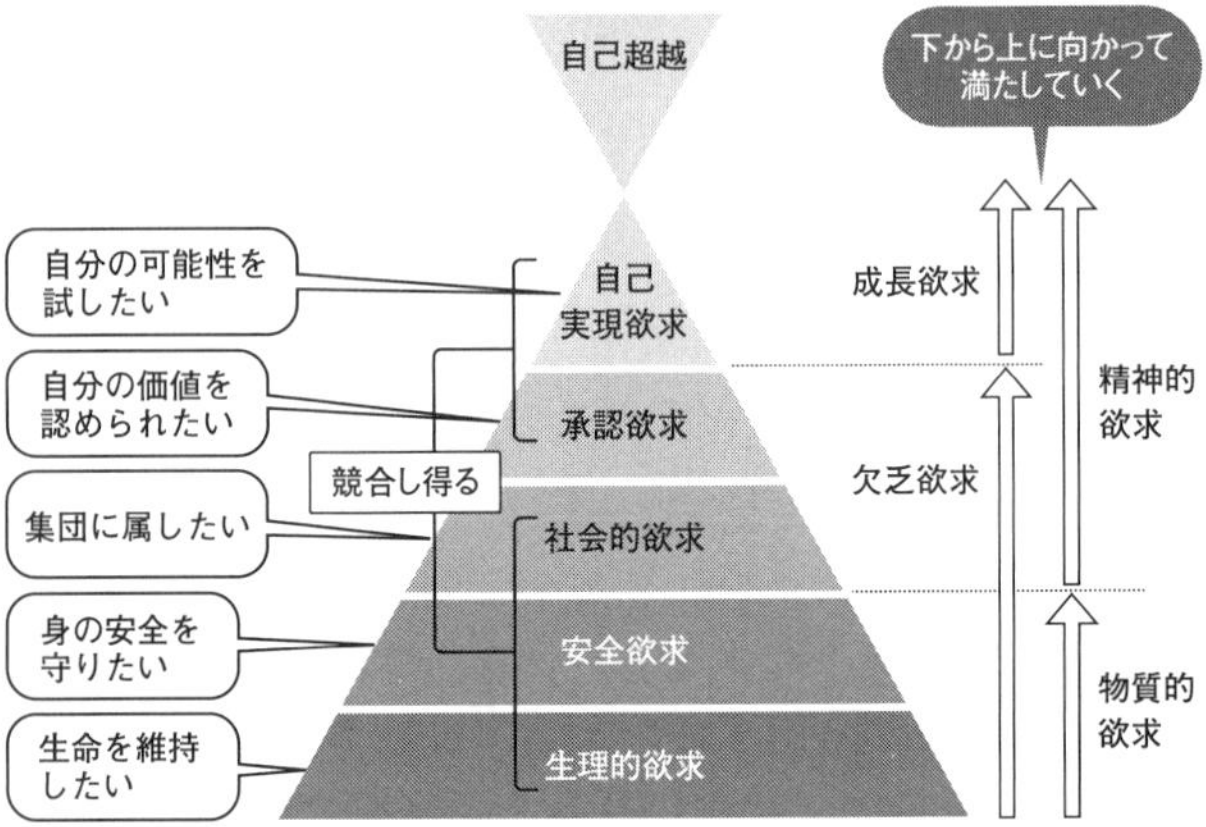

マズローの欲求階層説

に向けて、絶えず成長していく生き物である」というものです。

では、マズローの欲求階層説を一段階ずつ見てみましょう。最も下位にあるのは「生理的欲求」です。これは、人が生きていくために必要な本能的欲求になります。生理的欲求には、「食べたい」「寝たい」などがあります。維持のモチベーション対変化のモチベーションの構造においては維持の側であり、人間にとって最も基本的な欲求といえます。

マズローの説によれば、人は階層の下位から上位に向けて一階層ずつ欲求を満たしていきます。これに基づけば、人間は「生理的欲求」が満たされると、次に「安全欲求」を求めます。安全欲求には、「安全に暮らしたい」

「健康でいたい」といった欲求があります。生理的欲求と同様に、維持のモチベーションに近いものです。餓死《がし》、脱水など緊迫した状況を抜け出した（生理的欲求を満たした）あとは、すぐに命の危険にさらされるわけではありませんが、ほかに起こりそうな身の危険から逃れたい（安全欲求を満たしたい）と思うのは当然です。生理的欲求と安全欲求は、精神的なものよりは食べ物など物質自体の不足や安定に関わるため、まとめて「物質的欲求」ともいわれます。

「下位から段階的に満たされていく」というマズローの主張のように、生理的欲求や安全欲求といった物質的欲求が満たされなければ、次の段階（精神的欲求）にはいきません。たとえば、階層の上位にある「承認欲求」は、食料や身の安全が確保されたうえで起こるものです。今にも死ぬかもしれない状況では生き延びることが最優先であり、他人から認められたいと思うわけがありません。

精神的欲求——心を満たすモチベーション

生理的欲求と安全欲求など「物質的欲求」が満たされると、今度は「精神的欲求」が生まれます。精神的欲求の第一段階は、「社会的欲求」です。これは、「仲間が欲しい」「集団に属したい」といった社会性に関する欲求です。

本来、身の安全が確保されていれば、ひとりでいても直接的に命の危険にさらされはしませんが、精神的な孤立感は健康を害したり自殺を誘発したりすることが、多くの研究で示唆されています。いじめも同様です。孤立感は、死と間接的につながっています。よって、精神的欲求の中では社会的欲求がいちばん大切になります。

社会的欲求が満たされると今度は、「他人に認められたい」「尊敬されたい」といった、名声や評判に関わる「承認欲求」が芽生えます。自分を必要以上に良く見せようとする人は、この欲求を強く持っています。必要以上のダイエットも承認欲求に近いかもしれません。このように、上位の欲求やモチベーションは、生理的欲求などの下位の欲求や維持のモチベーションと競合する場合もあります。

そして承認欲求が満たされると、初期のマズローの欲求階層説では最終段階である「自己実現欲求」が現われます。「自分の潜在的な能力を最大限に引き出したい」「可能性を試したい」「より理想的な自分になりたい」といった欲求です。挑戦心の強い人は、この欲求までたどりついているといえます。自己実現欲求以降は「成長欲求」と呼ばれます。自己の可能性や成長を求められるのは、物質的・精神的欲求が満たされたからこそできるからです。成長欲求に対して、それより下位の欲求を、物質的・精神的に足りないものを満たしたいと思うことから「欠乏欲求」といいます。

マズローがこの説を提唱したときは、さまざまな研究者から批判を受けましたが、人間の欲求の段階をわかりやすく描いているため、現在でもよく用いられているモデルです。ただ、マズローはこれらの欲求が段階的に満たされていくとしていますが、実際にはそうとはかぎりません。段階を飛ばしたり戻ったりなど、私たちはあちこちの段階を行ったり来たりしています。

自己超越――究極のモチベーション

マズローは晩年、自己実現を超える第6段階の欲求を追加しました[5]。言葉の表現に関しては議論されるところですが、「自己超越」とよく解釈されます。マズローによれば、自己超越とは「自身、他者、人類全体、人間以外の生物、自然、さらに宇宙とつながること」を意味します。

そのひとつとして利他的行動があげられます。厳密にいえば、利他的行動は自己実現欲求の枠組みに入りますが、ここでは自己超越として説明します。利他的行動は、自分を犠牲にして相手のために行うことも含まれます。自分のお腹がすいているにもかかわらず、他人に食べ物を与えるような行為です。生理的欲求を満たすためには、相手の空腹を知ったとしても自分の空腹を満たすでしょう。しかし、利他的欲求が下位の欲求を上回ったとき、人は自己犠牲的な行動をとるのです。

利他的欲求は、他人を愛する自分でありたいという「自己実現欲求」ともいえます。自己実現における利他とは、「誰かのために」であると同時に「自分のために」なっている状態です。それに対して自己超越とは、自己実現を超えた先にあるとともに自己実現を内包してもいます。自己実現における利他も内包した、より大きなものです。

自己超越とは何かについては、マズローの説以外にもさまざまな議論がなされていますが、そのひとつとして「自意識の超越」があります。無我の境地ともいえますが、何かに没入しているときに起こる「自己忘却」などが相当します。

たとえば、自身の限界を超えて世界的な記録を作ったアスリートが、その後のインタビューで、「時間や自己を超越していた」と発言することがあります。これをよく「ゾーンに入る」と表現します。アスリートによると、ゾーンに入った状態では、まわりのすべてがスローに見えたり、未来に何が起こるかわかった気になったりするそうです。これとほぼ同じ概念として、心理学者ミハイ・チクセントミハイが提唱した「フロー状態」があります[6・7]。チクセントミハイも、フロー状態の特徴として自意識の超越を主張していま す。ゾーンやフロー状態は、圧倒的に集中、没入している状態です。このとき、人はその行為が楽しくて仕方ないと感じ、行為そのものから報酬を受け取っています。やればやるほど報酬が得られる状態です。

ゾーンやフロー状態に入っているときは、モチベーションも極限にまで高まっています。みなさんも読書やゲームに没頭するあまり周囲の音も聞こえなくなり、本やゲームの世界に入り込んだような感覚を味わったことがないでしょうか。ゾーンやフロー状態は、モチベーションの究極形といえます。

人間のふたつの性質

次は別のモチベーション理論について説明します。アメリカの心理学・経営学者のダグラス・マクレガーは、マズローの「欲求階層説」に影響を受け、経営組織の観点から深化させました[8]。

とくにマクレガーは、人間の本性を「ネガティブなX部分」と「ポジティブなY部分」

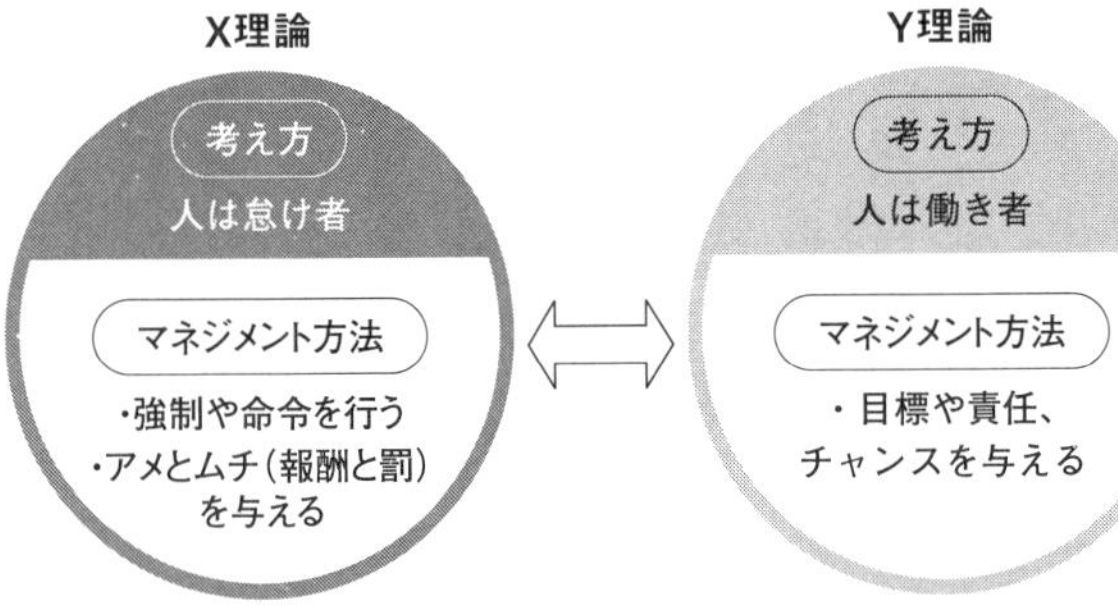

X理論とY理論に基づくマネジメント

とに分けました。これを「X理論・Y理論」と呼びます。そして、モチベーションを高めるためには、本人の力だけではなく、管理者によるマネジメント方法も重要だと示します。

X理論は、「人は本来怠け者である」という考え方からなります。そのため、モチベーションを上げるためには強制や命令を行い、報酬と罰（賃金を下げるなど）によって評価するのがいいとします。怠け者という観点とは異なりますが、新たな変化を積極的に望まないという点では「維持のモチベーション」またはマズローの「生理的欲求」「安全欲求」に近いものです。

それに対してY理論は、「人は本来働き者である」という考え方からなります。そのため、モチベーションを上げるためには目標や責任、チャンスを与えるのがいいとします。自ら進んで能動的に動くという点で、「変化のモチベーション」またはマズローの「自己実現欲求」に近いものです。この観点から、Y理論に基づくモチベーションアップが望ましいといえます。

満足につながる要因

ポジティブなY理論に基づくモチベーションアップがどのようなものかを示すために、アメリカの臨床心理学者フレデリック・ハーズバーグらは、モチベーションに関わる「二要因理論」を提唱しました[9]。1959年、アメリカのピッツバーグで200人の経理担当者や技術者に対して行われた実験がもとになっています。60年以上前の理論ですが、今でも、モチベーションを理解するうえで重要な概念としてたびたび議論されています。すべての実験参加者は、以下のふたつの質問をされました。

(1)仕事上どんなことで満足に感じたか
(2)仕事上どんなことで不満を感じたか

これらの質問からわかるように、ハーズバーグは不満と感じる要因と満足と感じる要因が同じか、異なるかを調べました。もし要因が同じであれば、不満に感じる要因が減れば満足度は上がり、満足と感じる要因が少なくなれば不満をおぼえるはずです。

実験の結果、職場における特定の要因（達成感や仕事内容など）が仕事の満足につながり、それ以外の要因（上司との関係や給与など）は、足りないと不満につながるが満足にはつながらないということがわかりました。つまり、人が仕事に対して「満足」だと感じる要因と「不満足」を感じる要因は、まったく別のものであるというのです。

この実験によって、モチベーションを決定づけるのは、仕事の「内容（動機づけ要因）」からもたらさられる満足感と、仕事の「環境（衛生要因）」からもたらされる不満というふたつの要因であることがわかりました。衛生要因とは、給与、福利厚生、上司や同僚との人間関係といった、仕事の不満に関わる要素です。「衛生要因」という名称は、あっても心身の健康が増進されることはないが、ないと悪化する原因となることから使われていまず。衛生要因は当たり前に満たされているべきであり、不満足を取り除くことはできても、直接モチベーションアップにはつながりません。

実験では、モチベーションアップのためには「動機づけ要因（満足要因）」を高めたほうがいいということが示されています。例として、次ページの図に動機づけ要因を示します。

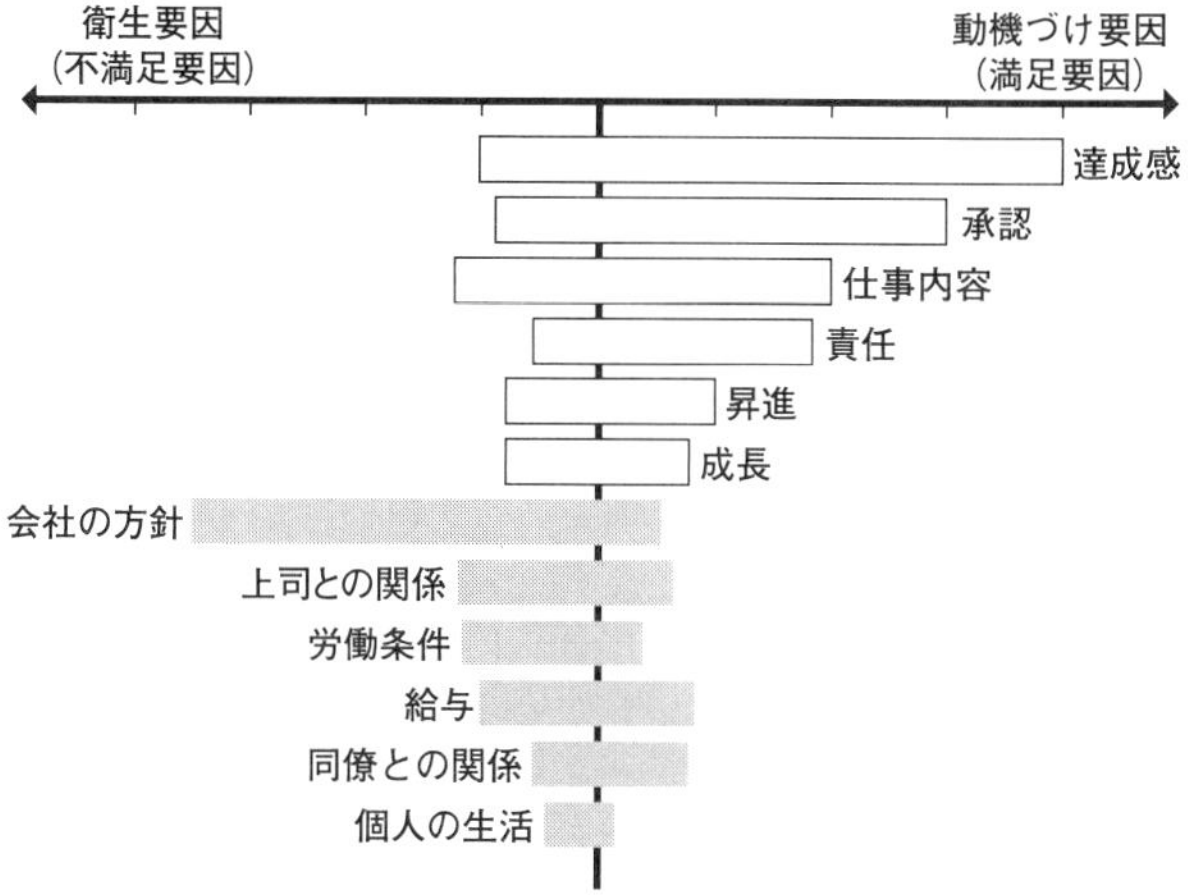

ハーズバーグの二要因理論

ハーズバーグの動機づけ要因は、マズローの「欲求階層説」の上位の「自己実現欲求(達成、成長)」「承認欲求」、またマクレガーの「X理論・Y理論」のY理論に相当しています。一方で、「衛生要因(不満足要因)」は欲求階層説の下位の安全欲求や社会的欲求(上司や同僚との関係、個人の生活など)に相当し、X理論・Y理論では、報酬と罰(アメとムチ)でモチベーションを操作するX理論に近いといえます。

コロンビア大学の哲学者ジョシュア・ハルバースタムの言葉を借りれば、「お金はムチと同じで、人を〝働かせる〟ことならできるが、〝働きたい〟と思わせることはできない」のです[10]。

脳の統計学習の観点からも、「このくらいがんばれば給与が上がる」という予測は不確実性が低いため、「次はどうなるんだろう」というワクワク感も薄く、モチベーションは低いといえます。かたや、不確実性の高い仕事内容である場合、それを解決することで達成感という報酬が得られます。

2　対となるモチベーション

外発的・内発的モチベーション

「二要因理論」を提唱しただけでなく、ハーズバーグは現代においてもモチベーション理論で最も重要ともいえる分類に大きく貢献しました。それは、「外発的モチベーション」と「内発的モチベーション」です。

外発的モチベーションはお金や評価といった、外からの報酬が目的となるモチベーションを指します。目的や目標が明確で、報酬が得られる確率も高いものです[11]。「お金を稼ぐためにアルバイトをする」モチベーションなら、1時間働けば決められた報酬を受け取れます。金銭的報酬といった外発的な意欲を与えることでやる気を高められるため、もともとのモチベーションが低い場合に有効です。マクレガーのX理論に該当します。明確な目標があるため、短期間でモチベーションをアップしたり、目標達成したりするのにも役立ちます。

一方で、内発的モチベーションは達成感や喜びなど、自分の中から湧き起こる感情や感覚が報酬となります。内面的なものであるため、金銭や評価より、純粋に楽しさや知的好奇心に突き動かされた行動をとります。マクレガーのY理論に当たります。内発的モチベーションは感情や感覚という不確実性の高い現象を扱うので、がんばったからといって報酬を受け取れるかわかりません。「いつまでに何を終わらせるか」といった目標の明確さが弱いため、報酬を得るまでに時間がかかることが多くあります。

外発的モチベーションによってのみ行動が決まると、脳は創造的な方法よりは「効率よく楽に」目標達成できる行動を起こすようになっていきます。「どうせ時給の額が同じなら、つらい仕事より楽な仕事のほうがいい」との思考がはたらくのです。

外発的モチベーションは、「創造性」を抑制することも報告されています[12]。内発的モチベーションは知らなかったことを理解することで脳への報酬が得られるため、不確実性の高い情報に興味を持つようになります。外発的モチベーションと比べると曖昧で柔軟性のある思考をとるので、新しいアイデアや創造性が生まれやすくなります。また、外発的モチベーションでは目標を達成すると、それ以上努力しなくなるという欠点がありますが、内発的モチベーションは意欲を長く維持できます。

前述した「フロー状態」も、内発的モチベーションによる没入状態です。日本人を対象としたある調査では、フロー経験の頻度が多いと日常生活における充実感も高くなると報告されています[13]。行為自体が非常に楽しいので、そこから報酬を得られて、いつも楽しく苦労を感じない状態が続くのです。いわばフロー状態とは、内発的モチベーションの最適状態といえるでしょう。

利己的・利他的モチベーション

ハーズバーグには、内発的・外発的モチベーション以外にも、利己的・利他的モチベーションという分類法も存在します。

利己的モチベーションは、自分への報酬のためにがんばるようなモチベーションです。簡単な例としては、「お腹がすいたからご飯を食べたい」「お金が欲しいから稼ごう」「褒められたいから勉強をがんばろう」というのは、達成すれば自分に報酬が与えられるものです。知的好奇心も自分がワクワクしたいからという意味では、利己的モチベーションといえます。

利己的モチベーションが「自分のため」であるのに対して、利他的モチベーションは「他人のため」に行動するモチベーションです。自己犠牲行為も含まれます。

マズローの欲求階層説も同様ですが、利他的モチベーションは下位の欲求である「生理的欲求」や「安全欲求」を抑えることができます。「自分の仕事で忙しいのに、ほかの人の業務を手伝う」「急がないと大切なミーティングに遅刻してしまうが、道に迷っていた人を駅まで案内した」といった、自己の利益に反しても相手のためになるような行動をとれるのです。

これらの例は利他的ではありますが、「他人を救えるような人になりたい」という利己的モチベーションともいえます。「誰かのために」と同時に「自分のために」なっている状態です。「自分のため」というとネガティブに聞こえるかもしれませんが、内発的モチベーションに基づいた利他的行為は、非常に素晴らしいモチベーションです。たとえば、次のことをイメージしてみてください。

持続的（長期的）⇔ 単発的（短期的）

自分 ⇔ 相手

	内発的モチベーション	外発的モチベーション
利己的モチベーション	・知的好奇心 ・楽しいことをしたい ・技能を身につけたい	・お金が欲しい ・褒められたい ・出世したい
利他的モチベーション	・相手の喜ぶ顔を見たい ・困っている人を救いたい ・社会的使命感	・家族の生活のために働く
メリット	・達成感が強い ・楽しい	・実施方法がわかりやすい ・短期間で効果が出やすい
デメリット	・実施方法が不明瞭 ・短期間で効果が出にくい	・自主性や創造性を妨げる ・効果が長続きしない

内発的・外発的モチベーションと利己的・利他的モチベーション

「困っている人を助けたい」という曖昧で抽象的ながら純粋な内発的モチベーションに駆り立てられ、他者のために行動したとします。すると、その行動に対して感謝や支援、協力が集まるようになり、それらによって勇気づけられて使命感はより強くなり、内発的モチベーションも高まります。多少の挫折や困難には負けられないという思いも強くなり、自然と目指すべき理想の自分に近づき、マズローの欲求階層説の上位である「自己実現欲求」を満たすことにもつながります。そして、当初は曖昧で抽象的だったモチベーションが、しだいに明確で具体的な志になります。さらに、自分だけの志だったのが徐々に共感する他者を巻き込んでいき、ひとりでは無理だった課題解決もできるようになり、その時点で、最初に描いていた自己実現をはるかに超えた、マズローの欲求階層説の最上位にあたる「自己超越」にまで到達しているのです。まさに「情けは人のためならず」のように、「善行は、最終的に自分に戻ってくる」ということです。

このように、最終的に自分のためだけでなく、他者や社会全体にとっても良い結果が生まれるため、利他的モチベーションを持てば、利己的モチベーションだけで動くよりも結果的に自身のためになるのです。

顕在的・潜在的モチベーション

ここまで対となるモチベーションの分類について説明してきましたが、ここからは意識という観点から「顕在的モチベーション」と「潜在的モチベーション」について取り上げます。

顕在的モチベーションは、私たちが口にするような自分自身で気づいているモチベーションです。外発的モチベーションの多くは顕在的モチベーションです。「お金を稼ぎたい」「褒められたい」「テストの点数を上げたい」などは、自分で明確に意図を持っていて、そのモチベーションを自覚しています。それに対して潜在的モチベーションは、意図しなくても無意識に起こるようなモチベーションです。意識にかかわらず自動的に行われる統計学習の潜在処理において重要なモチベーションとなります。

私たちは脳の統計学習によって確率に基づいた知識と不確実性を記憶しますが、この知識を自覚したり、「30パーセントの確率で起こる」のように言葉で説明したりできません。それでも、確率的な知識に基づいて不確実性を下げることで、予測精度は上がります。この「不確実性を下げたい」というのが潜在的モチベーションに当たります。

また、「レディネス・ポテンシャル」（22ページ）でも説明したように、顕在的モチベーションが起動するまえから脳では潜在的モチベーションが発動し、顕在的な処理や判断に影響を及ぼしています。

直前の情報がその後の行動に無意識に影響を与える「プライミング効果」（20ページ）も同様です。プライミング効果は、はたらいていることに気づかない潜在的処理であるため、本人が気づかないうちにモチベーションに影響を与えます。

3 これからの時代のモチベーション

これまでの「モチベーション」は時代後れ

アメリカの文筆家ダニエル・ピンクが提唱した概念に「モチベーション3・0」というものがあります[14]。これは、歴史的背景に基づいて人間のモチベーションを3段階に分け、これからの社会の成長に大きく貢献するものとして、3段階目のモチベーションが重要であると主張するものです。最初の段階のモチベーション1・0から段階を追って見ていきます。

「モチベーション1・0」は、人間のモチベーションの中で最も根源的、本能的なものです。マズローの欲求階層説でいえば、「生理的欲求」や「安全欲求」に相当します。原始時代は狩りをしたり、強大な動物から身を守ったりするようなサバイバルの時代でした。そういう環境ではモチベーション1・0が最も重要になります。一方で、目先の生活を送るためのモチベーション1・0は、社会の発展にはあまり貢献しないともいえるでしょう。

「モチベーション2・0」は、モチベーション1・0と比べると、少し高次のモチベーションです。とくにモチベーション2・0は、「アメとムチ（報酬と罰）」による外発的モチベーションが主流になります。産業革命が始まった18世紀後半頃から広がった工業化社会では、リーダーの命令にみなが従い、真面目に同じ仕事をしつづけることが社会にとって重要でした。そのため、努力に対する報酬は給料アップや賞賛、努力しない者に対しては罰することがモチベーションアップに最適であると考えられていました。自分で課題を見つけるよりは、トップダウンで上司から「いつまでに何をする」といった命令を受けるため目標設定も明確であり、その命令に従うことが優秀であるとみなされました。モチベーション2・0は、マズローの欲求階層説でいえば「社会的欲求」や「承認欲求」が強く伴うモチベーションといえます。しかし、環境や生活が発展してきたなかで、モチベーション2・0では現代社会には合いにくくなっている領域も多く見られます。

「ノルマを達成して金銭を得たい」「上司の指示に従って評価されたい」など、モチベーション2・0の多くは外発的モチベーションです。これらは成果がわかりやすい一方で、与えられた仕事や課題「以上」のことはしにくくなります。さらに、成果がはっきりせず評価が難しいイノベーションや創造性は生まれにくくなります。利他的行為も直接的に自分の成果とすぐには認められないため、モチベーションが下がるでしょう。さらに、モチベーション2・0が強すぎると、目先の成果を追い求めるあまりに不正をはたらいたり、ノルマ達成のためにライバルを蹴落《けお》としたり、仲間と協力しなくなったりするおそれが出てきます。利己的モチベーションがとても強くなってしまうのです。

モチベーション3・0とは何か

そのような問題が浮き彫りになるなかで、モチベーション2・0の限界を超えるための新たなものとして「モチベーション3・0」が提案されました。外発的モチベーション主流のモチベーション2・0に対して、モチベーション3・0では内発的モチベーションが主流であり、次の3つの特徴を持っています。

(1)自主性
(2)成長
(3)目的

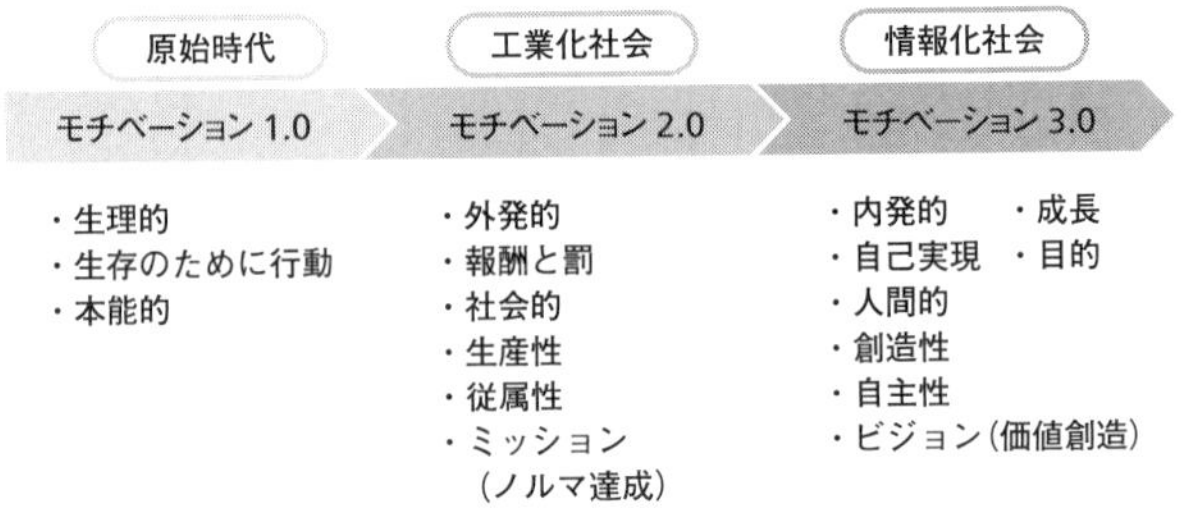

原始時代	工業化社会	情報化社会
モチベーション 1.0	モチベーション 2.0	モチベーション 3.0
・生理的 ・生存のために行動 ・本能的	・外発的 ・報酬と罰 ・社会的 ・生産性 ・従属性 ・ミッション 　（ノルマ達成）	・内発的　　・成長 ・自己実現　・目的 ・人間的 ・創造性 ・自主性 ・ビジョン(価値創造)

ピンクによる3段階のモチベーション

「自主性」とは、与えられている課題の解決方法を他人まかせにするのではなく、主体的に自分の意志で決めることです。他者からの制約を受けずに行動しますが、自分勝手に行動するのではなく、他者と円満に相互依存もできる状態が大切です。自分の意志と責任で行っているので他人のせいにはできませんし、自分で決めたことはやり遂げたいという気持ちが高まるので粘り強さにもつながります。自律的なモチベーションは気持ちの面だけでなく、実際の理解力や成績も上がるそうです[15]。

「成長」とは、掲げた目標を達成するために経験を積み、熟達したいというモチベーションです。成長のモチベーションで重要なのは、「掲げた目標が、現時点の自分では簡単には成し遂げられないものであること」と「目標が、鍛錬《たんれん》によって必ず成し遂げられると信じること」です。これらがなければ、喜びや達成感という報酬を期待できないため、成長のモチベーションは生まれにくくなるといえます。

「目的」は、モチベーションの目的そのものなので、ある意味でモチベーション1・0や2・0でも備わっているといえます。しかし、モチベーション3・0のいう「モチベーション」は、モチベーション2・0のような利己的なものではなく、社会貢献や組織全体の成長も含む利他的な目的を指しています。

以上が示すように、ダニエル・ピンクはこれからの社会において「自主性」「成長」「目的」を軸に、創造性やイノベーションを求めていくことが大切だと提唱したのです。

現代人が目指すべきモチベーション

本章で説明したさまざまな「モチベーション理論」をひとつにまとめたものを次ページの図に示します。実際には、こんなに明確に分類できませんし、異なるモチベーション理論を統一的に説明するのは困難です。研究者によって解釈の仕方も異なるのですが、ここではわかりやすく簡略化しました。

図で示すように、「自己実現」や「自己超越」に目を向け、内発的・利他的モチベーションに基づきながら行動していくことがこれからの時代では大切です。実際にモチベーシ

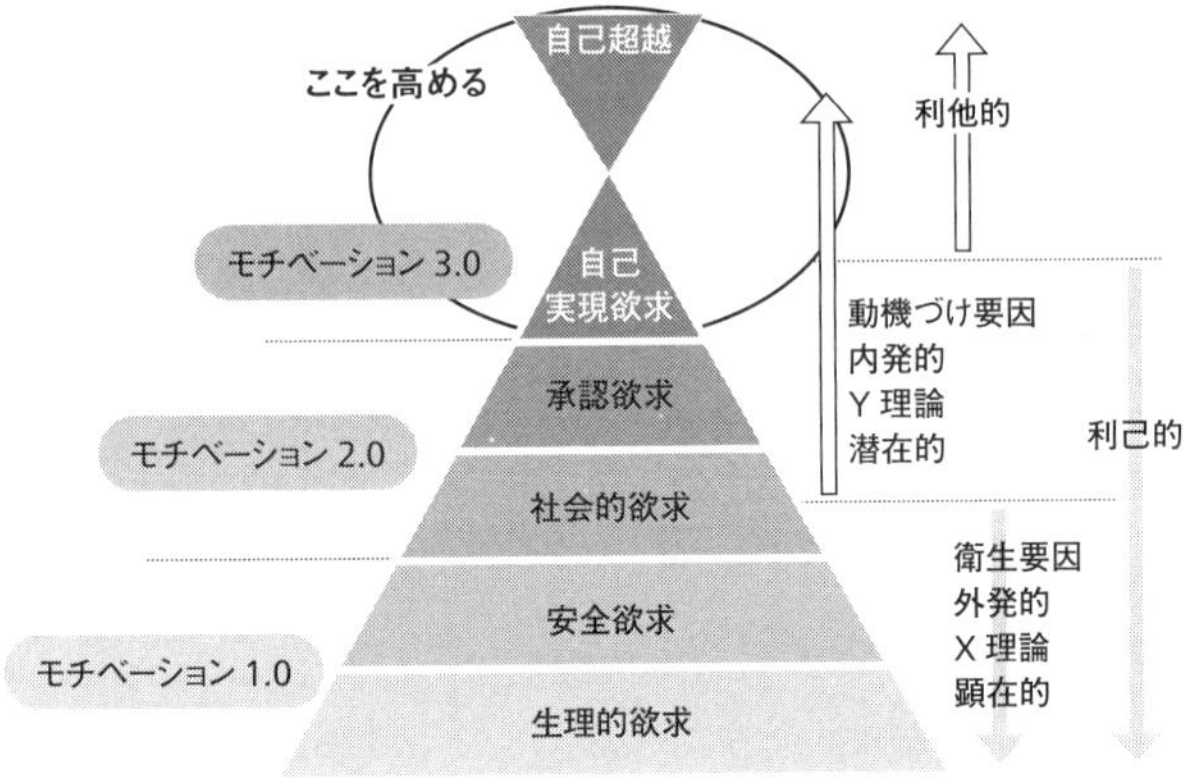

これからのモチベーション

ヨン3・0を活用した取り組みは、さまざまな企業でもなされています。

　たとえば、モチベーション3・0の「自主性」を高めるため、グーグルが導入している事例に「20パーセント・ルール」があります。これは、「労働時間のうち少なくとも20パーセントを、すぐに見返りを得られる見込みはなくても、将来大きなチャンスになるようなプロジェクトの取り組みに使う」というルールです。実際、グーグルの多くの革新的技術、グーグルニュース（2002年）やGメール（2004年）などはこの20パーセント・ルールから生まれたといわれています。

　モチベーション3・0の「目的」では、自分だけの欲求を満たす利己的なものではなく、社会や組織全体の成長などといった利他的なものを指します。一例として、ウィキペディアがあります。ウィキペディアは自分以外の事柄について自由に執筆・編集可能なオンライン百科事典ですが、執筆者に報酬はありません。プログラミング言語のPython（パイソン）も同様です。Pythonのリリースはすべてオープンソースであり、1991年のリリース以来、誰もが無料で使用、開発できるようになっています。開発したツールはインターネット上にライブラリとして提供されており、開発者が報酬を受け取ることは基本的にはありません。無報酬でも無料で新しいコードを手に入れたり、自分のコードが正しいかをプロに確かめてもらったりできるため、個人としても社会としてもお金以上のメリットがあります。結果として次々と開発が進み、日々ものすごいスピードであらゆるシステムが改良、改善されています。

創造性教育の重要性

モチベーション3・0を高める要因に「創造性」があります。創造性と聞くと自分には一生縁がないような、天から与えられた特別な才能をイメージするかもしれませんが、本来は誰もが持っている機能のひとつです。

これまで曖昧な概念であった創造性が、さまざまな科学的研究により明らかになるにつれ、創造性の育成の重要性が世界中で認識されてきました。近年では世界各国で、初等教育のプログラムのひとつとしても創造性教育が導入されるようになりました[16]。創造性教育の一環として、教師が問題すら提示しないまま、子供たち自身で問題を見つけだすような事例もあります[17]。こういったプログラムは、教師が生徒に知識を伝える既存のシステムや、平均から自分の学力がどれだけ差があるかを測る偏差値教育とはまったく違うものです。

教育の違いは、モチベーションにも大きく影響します。創造性教育によって「学ぶ喜び」を知ることで、社会に出ても自発的に学びつづけることができます。「テストの点数が上がる」といった予測しやすい外発的報酬と異なり、喜びのような内発的報酬は予測困難で不確実であるため試行錯誤が必要です。効率的ではありませんが、自分で答えを見つけ出そうとする過程が創造性につながります。

一方で、偏差値を上げるために勉強するという行為は、外発的なモチベーションを誘発しやすいといえます。なるべく教科書に沿って効率よく勉強し、高い点数を取って評価されるという明確な目標があるからです。社会に出ても同じように業績が平均より高くなるための努力をするのも、ある意味で偏差値教育の延長といえます。こういった外発的モチベーションは創造性を抑制してしまうことが知られています[12]。

このように、教育の仕方によって、モチベーションのタイプが変わります。これからの時代で重要な「モチベーション3・0」を達成するには、偏差値教育が大部分を占めていた教育システムから、創造性教育をさらに取り入れてバランスをとっていかなければなりません。

「やる気」という虚構

何をしても、やる気が出ないときというのはどうしてもあります。そういうときは、やる気満々の人がうらやましいと思うでしょう。しかし、やる気のある人や状態は、やる気のない状態からなんらかの手段でやる気を出したわけでなく、脳がワクワクした結果、身体が勝手に動いてノリノリになっている場合がほとんどです。

無意識であるという意味では、本来私たちの心身にはやる気などというものは存在しません。もっといえば、やる気がないと思い込んだ人が作り出した、ある意味で虚構ともいえます。このせいで私たちはモチベーションがあると思い込み、ないはずの「壁」にぶち当たるのです。虚構が作り出した「モチベーションの壁」を壊すには、脳の喜びを心身に伝えるしかありません。

自然に身体が動きだすほどワクワクしている状態は、前述したゾーンやフロー状態に近いといえます。外発的なモチベーションがなく、純粋に行動そのものが楽しいのです。何か目標に向かっているというよりは、行為そのものが報酬となっているため、やればやるほど喜びが高まります。明確な答えを見つけにくい不確実な世の中では、内発的報酬に動かされ、行為そのものを楽しむほうが喜びも大きくなるでしょう。内発的モチベーションが極限まで高まっているゾーンやフロー状態では、マズローのいう「自己超越」やピンクが提唱する「モチベーション3・0」のような最適なモチベーションといえます。

8つの精神状態

フロー状態の特徴として「自意識の喪失」があります［6-7］。まさにマズローのいう「自己超越」の世界です。

心理学者ミハイ・チクセントミハイはTEDトークで、実際にこのフロー状態を確かめるために経験サンプリング法（ESM）という方法で調査を行ったといっています。

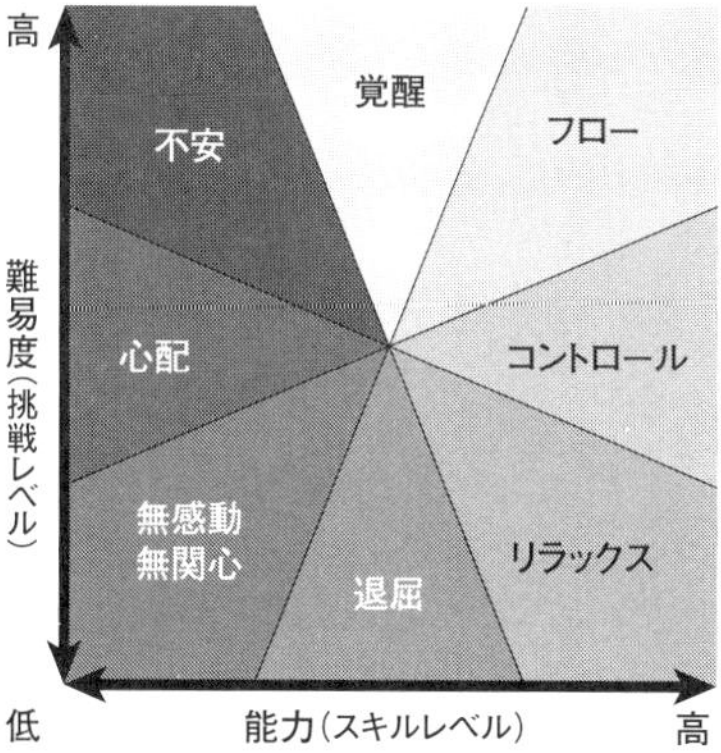

チクセントミハイの８つの精神状態

この調査では1日に10回、ランダムにアラームを鳴らし、そのときに「今自分は何をしていて、それは楽しいことか、やりたいことかどうか」などを被験者に答えてもらいます。この方法をもとに、チクセントミハイは人間の精神状態を8種類に定義しました[18]。上図が、その概要です。

この図が示すように、自分の能力（スキルレベル）が高いとき、難易度（挑戦レベル）が低いタスクを与えられると、簡単にタスクをこなせるため「リラックス」状態になります。逆に、自分の能力が低い状態で難易度の高いタスクが与えられると、自分にタスクをこなせるか「不安」な状態になります。そして、自分の能力が平均レベルのとき簡単なタスクが与えられると「退屈」が生じ、逆に難しいタスクが与えられたときは「覚醒」度が上がります。

最も良い精神状態

最適なモチベーションといえる「フロー」状態は、自分の能力（スキルレベル）が高い状態で、かつ難しいタスクをこなしているときです。フローのときは、精神も最も良い状態になっています。次に良いのは「覚醒」です。覚醒は、挑戦レベルとしては最適状態で、あとは練習や訓練によって「スキル」さえ獲得すればフロー状態に入ることができるからです。

チクセントミハイは自身の著書の中で、「フロー状態を増やしていくことで、私たちの人生はより幸福で成功したものになる」と示唆しています[6・18]。フロー体験はパフォーマンスの向上だけでなく、ポジティブな感情をもたらします。フロー体験の頻度が多くなると、日常生活における充実感も高くなります。今行動していること自体が楽しいので、継続的に報酬を得られる状態となるからです。ある研究によると、2年間の活動を通じてフローを強化したところ、青少年における非行行為が減少したという報告もあります[19]。このようにフロー状態では、利己的な面だけでなく、利他的な面でもプラスにはたらくのです。

フロー状態に入るための必須条件についてはさまざまな議論がなされていますが、とくに以下のものが共通項目として提案されています。

(1)完全に没頭、集中している
(2)恍惚感——日常の現実の外にいるような感覚
(3)自分がするべきことと、それがどのくらいうまくいっているかを知っている
(4)自分にできることを自覚している
(5)不安がなく、自己の境界を超えて成長している感覚
(6)時間を超越した感覚
(7)内発的モチベーションが高く、行動自体が報酬となっている

これらはすべて、これまで本章で述べた理想的なモチベーションを網羅しています。(1)の「集中」はフロー状態そのものを指していますが、(2)(5)(6)は、マズローの欲求階層説でいうところの「自己超越」に相当します。自己や時間という境界を超えて、す

べてが一体になったような感覚です。また、(5)の「自己の境界の超越」は利他的モチベーションの最適な状態といえます。そして、(3)(4)(5)は、モチベーション3・0で重要な「成長」の概念です。モチベーション3・0の「成長」で重要なのは、「目標が、鍛錬によって必ず成し遂げられると信じていること」です。自分の今の能力がどの程度なのかを自覚し、自分なら直面した課題をクリアできると信じていることが、フロー状態には大切であることが示唆されています。

そして最後に、(7)の「内発的モチベーション」です。統計学習では、内発的モチベーションが強く関係しています。潜在的であるため、確率的知識を自覚したり、言葉で説明したりできません。フロー状態において必須の内発的モチベーションを自分で生み出すのも難しいでしょう。そのため、社会や組織としてフローを体験できるような環境作りが重要です。自分がフロー状態を作る努力をする以上に、相手がフロー状態に入れるような環境を提供するということです。これによって、社会全体が成長を加速できるようになります。お互いに最高の環境づくりに努めることで、最終的に自分自身にも最高の環境が提供されていくという利他的モチベーションの効能を利用するのです。

第2章ではさまざまなモチベーションの分類をもとに、脳にとっての最適なモチベーションや、脳が意欲を持つ動機づけの大切さについて見てきました。

第3章では、モチベーションをコントロールする脳の仕組みについてより掘り下げていきましょう。

第3章　脳と思考の関係

――意欲をコントロールする仕組み

1　脳内はどうなっているのか

脳の進化に伴うモチベーションの複雑化

これまで、統計学習やモチベーションのタイプをもとに、意欲が高まる仕組みについて考えてきました。第3章では、モチベーションをコントロールする脳の機能について見ていきます。

ヒトがほかの動物と異なるのは、さまざまなモチベーションが複雑に絡み合いながら判断をくだしていることです。たとえばペットの犬なら、お腹がすいたら「食べたい」というモチベーションが湧き、飼い主にご飯をねだるでしょう。ご飯をあげればあげただけ、お腹いっぱいになるまで食べます。お手を教えるときも、うまくできたらおやつという「報酬」をあげ、失敗したらあげないという「罰」によって、できるようになります。

それに対して人間は、「ダイエットしてやせたい」というモチベーションが食欲に勝てば、どんなにお腹がすいていようと我慢できます。学校のテスト前は、「寝たい」という欲求と闘いながら夜更かしをすることもあります。このように人間は、マズローの欲求階層説（62ページ）でいう上位のモチベーションによって、低位のモチベーションを制御できます。

なぜ、人間はモチベーションをコントロールできるのか、ヒト特有の脳の構造から考えてみたいと思います。チャールズ・ダーウィンの進化論に基づけば、地球上に生命体が誕生して以来、生物の脳は徐々に進化し、現在のようになりました。とくにヒトの脳は、脊《せき》髄《ずい》や脳幹《のうかん》から大脳辺縁系《だいのうへんえん》、間脳《かんのう》、大脳皮質《ひしつ》、前頭前《ぜんとうぜん》皮質と、脳の深部から表面、そして前方へと徐々に複雑な行動や判断の決定ができるようになっています。[*1] 脳の部位によって得意な機能は異なるため、単独で機能を担うのではなく、神経結合で連携しあうことで可能になります。

では、脳の深部から表面へ移行するにつれて、脳の機能がどのように変化しているか見ていきます。脳の深部では、人間が生きていくために最低限必要な生命維持機能から、感

＊1　これに関連した理論に、1990年にポール・D・マクリーン博士が提唱した「三位一体脳モデル」があります。神経科学者を含め多くの学者によって否定されていますが、脳の大まかな構造や特徴を理解するうえではわかりやすいモデルです［1］。

情の最も基本といえる本能・情動を司《つかさど》る部位が集結しています。そして、表面に行くにつれて外部情報を認知するための「受動的処理」から、自分の感情を表現するための「能動的処理」へと、高次な活動に移行しています。乳幼児も同様で、脳の深部が最初にできあがり、だんだんと表面（前部）へと発達していきます。そのおかげで、産まれたばかりの赤ちゃんでも自発的に呼吸や体温の調節ができ、飲食や睡眠も可能になるのです。

一方で、「食べたいけどダイエットする」「眠いけど勉強をがんばる」など、下位の欲求を上位の欲求で抑えられる理由は脳の構造から説明できます。

ヒトの脳は、進化の過程で脳の各部位が大きくなっただけでなく、部位間の神経線維結合も強まりました[2]。ヒトと類人猿を比較したとき、大脳皮質の前頭前皮質の容量に大きな違いはありませんが、ヒトでは前頭前皮質とほかの部位との神経線維結合が強いことがわかっています[3]。これによって、各部位の欲求に関して互いに連絡をとりあい、「生理的欲求」を司る脳深部の欲求を、前頭前皮質で司る「自己実現欲求」「承認欲求」で制御できるようになったのです。生理的欲求に反するモチベーションを維持できるのも、神経線維結合のおかげといえます。

理性を司る「前頭前皮質」

ここからもう少し詳細に、脳の細部の機能について説明します。

大脳皮質は脳の外層（表層）にあります。厚さは2・5ミリ程度で、脳をシーツのように覆っています。大脳皮質の中でも前部で、額《ひたい》のうしろにある「前頭前皮質（101ページの図参照）」は、人間らしい行動やモチベーションを起こすのに最も重要な領域のひとつであり、周囲の世界との意識的な関わりを司っています。

とくに前頭前皮質の外部にある「背外側《はいがいそく》前頭前皮質」は実行機能の役割を担い、論理的な意思決定と問題解決を行っています。自分の意志で何かを計画して実行に移し、さらにその結果に基づいて反省し、今後の計画や行動に活かすことができるのです。私たちは、物事に優先順位をつけて行動を起こします。「眠いけれど、この仕事をしなければ明日の締め切りに間に合わないからやってしまおう」といった判断も実行機能によるものです。

前頭前皮質の内部にある「背内側《はいないそく》前頭前皮質」は、人間の理性を司る領域といわれています。大脳辺縁系の扁桃体《へんとうたい》という情動や本能に関わる領域と神経線維結合し、怒り、悲しみ、喜び、恐怖感など本能的な情動を調整しています。込み上げてきた突発的な怒りを抑え、いったん落ち着いて考えることができるのも、背内側前頭前皮質の機能のおかげです。

このように前頭前皮質は、行動やモチベーションの発動に深く関わるとともに、突発的な感情を制御する機能も兼ね備えています。しかし理性的に考えてしまうがために、「突発的なひらめき」のような直感的・本能的なモチベーションに対して、「やっぱりやめておいたほうがいい」といった〃ネガティブ〃な抑制をかけてしまうこともあります。そういう意味では、必ずしもプラスにはたらいているばかりではないといえます。

記憶の司令塔「海馬」

理性的なモチベーションでコントロールする前頭前皮質に対して、今度は本能的なモチベーションに寄与する脳深部について見ていきます。

大脳皮質の深部には、「大脳辺縁系」という領域があります。大脳辺縁系は扁桃体や海馬（次ページの図参照）など、情動、本能的意欲、記憶や自律神経活動に関与している複数の部位の総称で、大脳の表面からは見えません。脳内部にひっそりと身を隠していますが、神経繊維結合により大脳皮質の高度な理性と情報交換できます。

大脳辺縁系の領域のひとつである「扁桃体」は、恐怖、怒り、不安などの情動を引き起こします。マズローの欲求階層説（62ページ）でいえば、「安全欲求」が強いといえます。

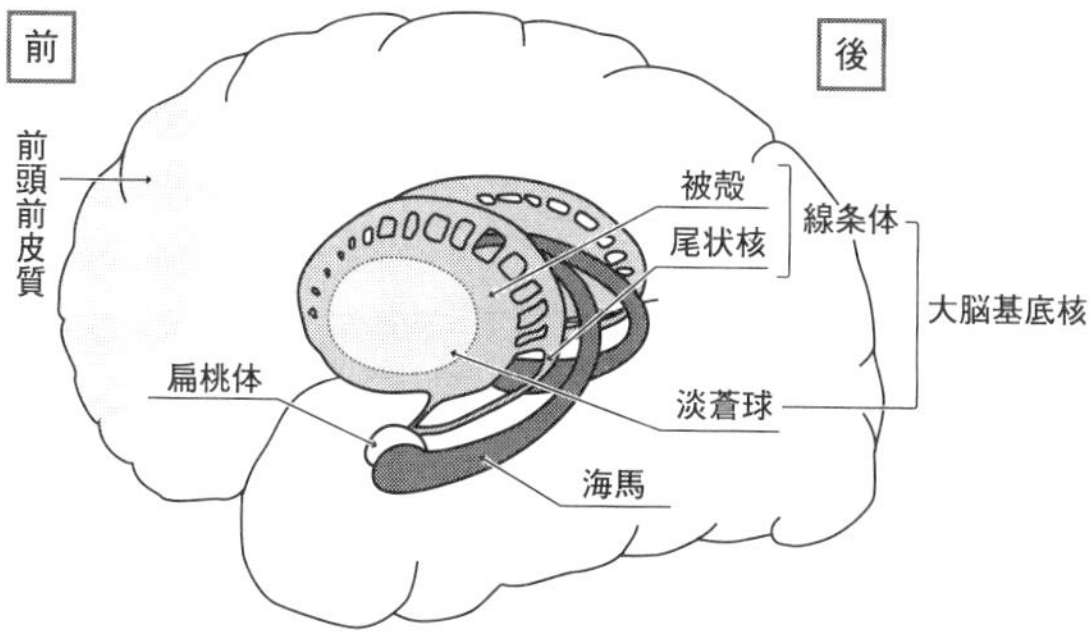

大脳皮質の深部

前頭前皮質は扁桃体の活動を監視しつづけており、「まずい」と思ったら理性で抑えています。

扁桃体と前頭前皮質の成長時期にはズレがあります。おおまかにいえば、3歳から思春期までは扁桃体優位の状態で、思春期以降は前頭前皮質優位といえます。10代の思春期に、怒りっぽく感情のコントロールがうまくできない反抗期が起こりますが、前頭前皮質と扁桃体の成長スピードの差が要因のひとつと考えられます。また、高齢でも怒りっぽくなることがありますが、これも前頭前皮質の衰えからくる場合があります。脳から考えると、人間の年齢による性格の変化は、ごく自然に通るべき道を通っているのです。

大脳辺縁系には、「海馬《かいば》」という記憶の司令塔もあります。日常的な出来事や勉強して覚えた情報は、短期貯蔵庫である海馬の中で整理、保存されます［4］。

そして、重要な情報だけが長期貯蔵庫である大脳皮質に送られます。つまり、「海馬（短期記憶）→情報の選別→大脳皮質（長期記憶）」という流れで、記憶は移動しています。海馬は、「エピソード記憶」（35ページ）にも関わっています。「昨日の買い物が楽しかった」「去年の運動会で一等賞を取った」など個々の実体験（ストーリー）の記憶は、エピソード記憶になります。

海馬は、2〜3歳頃に完全体になるといわれています［5・6］。よって、2歳以下の子供は、エピソード記憶をうまく使えません。私たちに2歳以下の記憶がないのは、海馬が不完全で長期記憶に送らなかったためだと考えることができます。

では、2歳以下の乳幼児はどのようにして外部情報を学習し、記憶しているのでしょうか。それは、本書の重要なテーマである「潜在学習（潜在記憶）」に関係しています。乳幼児も潜在学習である「統計学習」を行うことができますが［7］、それは海馬のおかげです。海馬は顕在記憶であるエピソード記憶の保存に関わりますが、統計学習のような潜在学習（潜在記憶）にも貢献しています。先ほど海馬は情報の選別を行っているといいましたが、このとき、どの情報を長期保存するか、扁桃体に意見を聞いています。扁桃体が「これは危険な情報だぞ」と海馬に伝えると、海馬は「危険な情報だから、次に同じようなことが起こったら対処できるようにしておこう」と、長期記憶として大脳皮質に送るのです。長期記憶に保存された情報をもとに、脳は学習して、予測の精度を高めます。

命に関わる危険な情報に対しては、脳の学習モチベーションは自然と高くなります。川で溺れそうになった記憶は、１回だけでも鮮明に覚えているでしょう。勉強に関する情報はそこまで切迫していないので、「自然と」モチベーションアップするのは困難です。

危険な情報ではありませんが、好奇心を持ってワクワクしながら取り組んでいるとき、海馬はシータ波という脳波を出すといわれています。シータ波を出しているときに情報が入ってくると、それがはじめての情報であっても海馬は大事な情報として選別するそうです。ここに、モチベーションをコントロールするカギがありそうです。

異なる意欲がはたらく「線条体」

大脳皮質の深部には、「大脳基底核《きていかく》」という領域があります。大脳基底核もいくつかの部位に分かれます。「線条体《せんじょうたい》」（１０１ページの図参照）は、未来の事象に対する期待や意欲、モチベーションに関係しています。気が進まない短期的な仕事をやり遂げることができるのは、１時間働けば決まった額のお金を受け取れるという約束をしているため、金銭的報酬を期待できるからです。やりたくないことを無償で行うのは難しいでしょう。このように、なんらかのタスクや課題を達成し、その対価として金銭的報酬を受け取ったときに線条体の感受性が高まることがわかっています[8]。線条体も前頭前皮質と連絡をとりあっており、線条体の意欲を前頭前皮質でコントロールしています。

扁桃体や海馬と同じように、線条体と前頭前皮質の成長時期にはズレがあります[9・10]。思春期では、線条体のモチベーションや期待に関する活動が、前頭前皮質の理性的なコントロールよりも強くなっているのです[11]。

これにより、思春期では大人の世界に興味を抱いたり自分の欲求(報酬)を充足させたりしたい気持ちが強まります。思春期にタバコを吸ってみたくなるのも、線条体の活発化が一因です。「自分はもう大人なんだ」と思いたがるのは、「承認欲求」ともいえます。

一方で、線条体のモチベーションは悪い面ばかりでもありません。線条体は音楽演奏へのモチベーションにも関与すると示されています[12-16]。思春期になると、バンドを組んだり、友だちと集まってカラオケに熱中したりということが多くありますが、脳の仕組みから見ると自然な行動といえます。線条体の機能がＩＱに好影響を及ぼす可能性も示されており[17]、線条体の欲求や報酬をうまく活かすことで、大きなプラスの効果を期待できるのです。

モチベーションアップに重要な「ドーパミン」

ここで神経伝達物質「ドーパミン」について取り上げます。意識的・無意識的にかかわらず、モチベーションを上げるために重要なドーパミンという神経伝達物質があります。統計学習のような無意識的（潜在的）なものでいえば不確実性が減少したときや、興味のある不確実な刺激を受けたときにもドーパミンが放出されます。

ドーパミンは達成感、喜び、快感の発動や運動調節といった機能を担う脳内ホルモンです。うれしかったときだけでなく、その喜びを「予測」したときにも放出されます。休暇で何をしようか考えるだけでもワクワクするように、未来に対する予測的な期待に対してもドーパミンは放出され、それによって喜びが脳に伝わり、モチベーションもアップするのです。

ドーパミンによるモチベーションへの効果は、より困難な作業の際にとくに重要になることが示されており、コネチカット大学の研究チームによる実験が有名です[18]。この実験では、マウスをドーパミンが少ない群と、ドーパミンが多い群に分けます。そして、食べ物を得るためにバーを押すという課題をマウスに与えます。次ページの図の点線はドーパミンが少ない群、実線はドーパミンが多い群です。横軸は、食べ物を獲得するために必要なバーを押す回数を示します。ドーパミンが少ない群では、ドーパミンが多い群に比べて、たくさんバーを押さないと獲得できない食べ物に向かわず、それほどバーを押さなくても簡単に獲得できるような食べ物に向かいます。逆に、ドーパミンが多い群は、簡単に獲得できる食べ物だけでなく、たくさんバーを押さないと獲得できない食べ物にも向かいます。このように、困難な作業へのモチベーションには、とくにドーパミンが重要であることがわかります。

ドーパミンは海馬と扁桃体にも放出されます。どちらも記憶形成に重要な部位ですが、ある事柄に興味を持ったりワクワクしたりすると、それらにドーパミンが放出されます。すると脳が「知りたい」と反応して神経細胞同士が強い結びつきを形成し、その記憶が強固となります[19]。ドーパミンは記憶形成にも役立つのです。

一方で、学校の勉強や仕事のために分厚い資料を読むといった、興味が湧かない事柄もあります。記憶形成やモチベーションアップに重要なのは、興味を持つかどうかより、「そのとき」にドーパミンが放出されているかどうかです。授業そのものに興味がなくても先

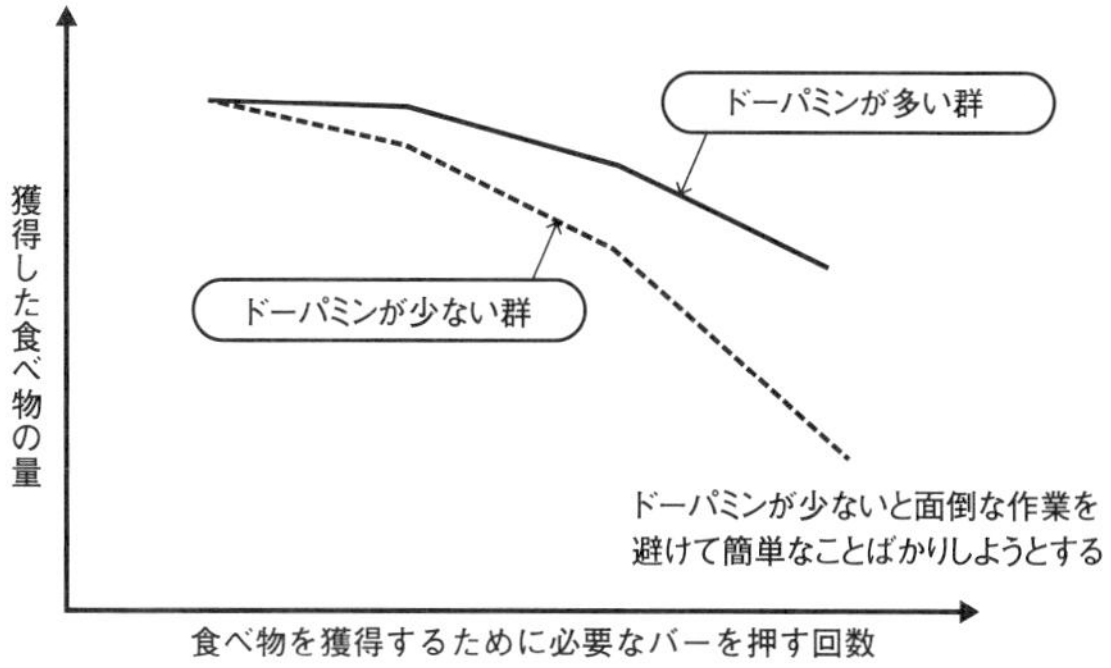

ドーパミン量によるモチベーションへの効果
(コネチカット大学研究チームによる実験に基づく)

生を好きだったり興味があったりするとワクワクします。あるいは仕事の内容がつまらなくても、チームの雰囲気が良く、一緒にいて楽しかったりするとやる気が高まります。そのように、もとの事柄に興味がなくても、ほかの要因で喜びが得られると脳に伝わり、ドーパミンが放出されるのです。その結果、勉強や仕事に対して記憶力やモチベーションがアップします。

ここまでモチベーションに関係する脳の各部位について見てきましたが、次項ではモチベーションをコントロールする思考のメカニズムについて説明します。

2　モチベーションをコントロールする脳のメカニズム

速い思考と遅い思考

脳表層の高次の欲求が、脳深部の低次の欲求を制御するとき、これを「トップダウン（高次から低次）」型の制御といいます。その逆で、低次の欲求が高次の欲求に影響を与えることを「ボトムアップ（低次から高次）」型と呼びます。「お腹がすいた（生理的欲求）から、ご飯を食べたい」というのはボトムアップ型のモチベーションです。「やせたい（自己実現欲求や承認欲求）から、お腹がすいても食べる量を控えよう」というのはトップダウン型になります。

このように脳は、脳表層前部の高次の欲求と脳深部の低次の欲求のあいだで互いに連絡をとり、影響を与えあっています。前頭前皮質を有さない、または非常に小さい生物では、高次から低次へのトップダウン型の制御ができず低次の欲求が優位にはたらくので、ボトムアップ型のモチベーションに基づいて行動しています。それに対して前頭前皮質が最も発達したヒトは、高次の欲求によって大脳基底核など脳深部の本能的情動を制御し、バランスをとることができます。「お腹がすいたから、ぜんぶ食べたい」という低次の欲求を、「相手も空腹なのだから、自分のぶんをあげよう」と高次の欲求で制御するような利他的モチベーションもトップダウン型であり、ヒトらしい思考や行動といえます。

心理学者でノーベル経済学賞を受賞した行動経済学の第一人者ダニエル・カーネマンの『ファスト&スロー』[20]においても、脳の2種類の意思決定や意欲のバランスについて述べられています。ファスト&スローのうちファスト(速い)機能は、直面したなんらかの問題に対して解答を瞬時に見つけ、解決済みとして片づけようとします。歩いているときや車の運転中など、物の距離感や音の方向の感知に必要な判断の大半を、無意識的・瞬発的なファスト機能によってくだしているのです。この機能の長所は簡易で楽なことで、短所はまちがいが多いことです。カーネマンの実験によると、人間はこのファスト機能を使って考えるとき、きまってあやまった推論をし、先入観に引っ張られるそうです。解答を論理的に検証し、修正しようとするなら、前頭前皮質が担うもうひとつのスロー(遅い)機能を稼働させなくてはいけません。ちなみに、脳深部にある扁桃体の「怒り」のスピードも、前頭前皮質の抑制のスピードより速いといわれています。深呼吸して数秒待つと怒りが収まるのは、前頭前皮質のスロー機能がファスト機能を制御するのに、時間が必要なことを示唆しています。

トップダウン型とボトムアップ型のバランス

このような説明をすると、人間らしい行動をとるには前頭前皮質が常に脳深部をトップダウンで監視・制御しつづける必要があると思われそうですが、脳の機能によるエネルギー消費の違いからみると、その限りではありません。

前頭前皮質は「深い思考・集中・注意」を要する場面で稼働します。いわば「脳の図書館」である長期記憶貯蔵庫からいろいろな情報を引っ張ってきて、それをもとに考えをめぐらせているのです。このはたらきは、脳のエネルギーを大量に消費するため疲れてしまいます。脳のエネルギーは有限ですので、終日こんなことをしていては体力がもちません。

一方で、脳深部にある大脳基底核は、集中力を要さずに稼働できます。エネルギー消費量が少なく長時間の稼働が可能ですので、ルーティンや反復した動き、簡単な思考などは大脳基底核が役に立ちます。

例をひとつあげてみましょう。一度九九を覚えれば、2×3を考えなくても計算できます。これは、大脳基底核によって九九の計算を自動的に処理できているからです。九九程度であれば脳が疲れず解くことができますが、23×34を暗算で計算するためには、これまで勉強してきた知識を駆使しなければなりません。それには前頭前皮質の力が必要です。

ほかの例でいえば、タクシードライバーは1日に10時間以上も運転しています。これは、大脳基底核に基づく「手続き記憶」（32ページ）によって運転の仕事を覚えており、低エネルギーで運転できるからです。運転初心者なら、信号、歩行者、ギアチェンジなどを「意識的に」同時に注意しなければいけないため前頭前皮質を多く使い、数十分の運転でもヘトヘトになるでしょう。繰り返し訓練することで前頭前皮質を使わなくてもよくなると自動的に処理でき、エネルギーを無駄に消費しなくてすみます。

また、スロー機能である論理的思考が必ずしも解決にたどりついたり、正しい考えにまとめたりできるとは限りません。前頭前皮質の意識的な処理能力自体が問題になる場合もあるのです。何か問題にぶつかって考え抜いてもわからないとき、意識的処理をやめて直感やひらめきに頼るファスト機能で答えが見つかることはよくあります。「問題を知りすぎている」と、解決策を見つけられないこともあるのです。これは創造性の重要なメカニズムのひとつといわれ、直感的な思考から創造性が生まれることが多くあります。

前頭前皮質は日常生活を送るなかでの自動操縦ではなく、物事を深く考えるときに要《かなめ》となる脳の領域です。モチベーションにおいては、「○○をやろう」とよく考えたうえで行動に移すための意識的なモチベーションといえます。しかし、エネルギーの消費量が大きいため、日常生活の大部分ではファスト機能で直感思考を生み出すボトムアップ型の無意識的モチベーションが重要となります。必ずしもボトムアップ型が簡単なことだけを担うわけではなく、トップダウン型とボトムアップ型の両方のバランスが大切です。

モチベーションのピーク

脳が最高のパフォーマンスをするには、最大のエネルギーを使う必要があるとはかぎりません。最大のエネルギーを使っているときは極度の緊張状態にあり、脳がガチガチで視野が狭くなっていると考えることもできます。全身に力を込めるよりも少し力を抜いたほうが強い力が出るものです。

心理学者のロバート・ヤーキーズとジョン・ドットソンは、ネズミを迷路に入れて電気ショックを与える実験を行いました[21]。電気ショックが問題解決(迷路の出口にたどりつく)に与える影響を調べた実験の結果、まったく電気ショック(ストレス)を与えない、あるいは強い電気ショックを与えるのではなく、わずかな電気ショックを与えたときにネズミは迷路の出口に最も早くたどりついたのです。

これに関して、人間のパフォーマンスとストレスに関する「逆U字」理論と呼ばれるものがあります[21]。高すぎず低すぎない絶妙な活動レベル（ストレス状態）が、最高のパフォーマンスを発揮するのに最も良いというものです。ネズミの迷路の実験でいえば、微弱な電気ショックが適度な緊張状態を作り、最高のパフォーマンスを出せるようになります。そのレベルを逆U字で示したときに頂点に当たる、パフォーマンスがピークにある状態を「スイートスポット」といいます（次ページの図参照）。

このスイートスポットは、第2章で取り上げたチクセントミハイの「フロー状態」を指しています。チクセントミハイは、逆U字の頂点をストレス過剰と退屈の中間にある最適な状態だと述べています。モチベーションが最高に高まり極限のパフォーマンスが出せる状態とは、最小限のストレスではなく「適度な」ストレスがあるときなのです。

ストレスというとネガティブなイメージが湧きますが、本来は緊張状態そのものを指しますので、身体や精神に与えるダメージとは限りません。次ページの図に示した緊張度とパフォーマンスの関係は、努力と達成感の関係に似ています。緊張度が低くやる気のない状態では良いパフォーマンスとならないように、努力しなくてもできるような簡単な作業

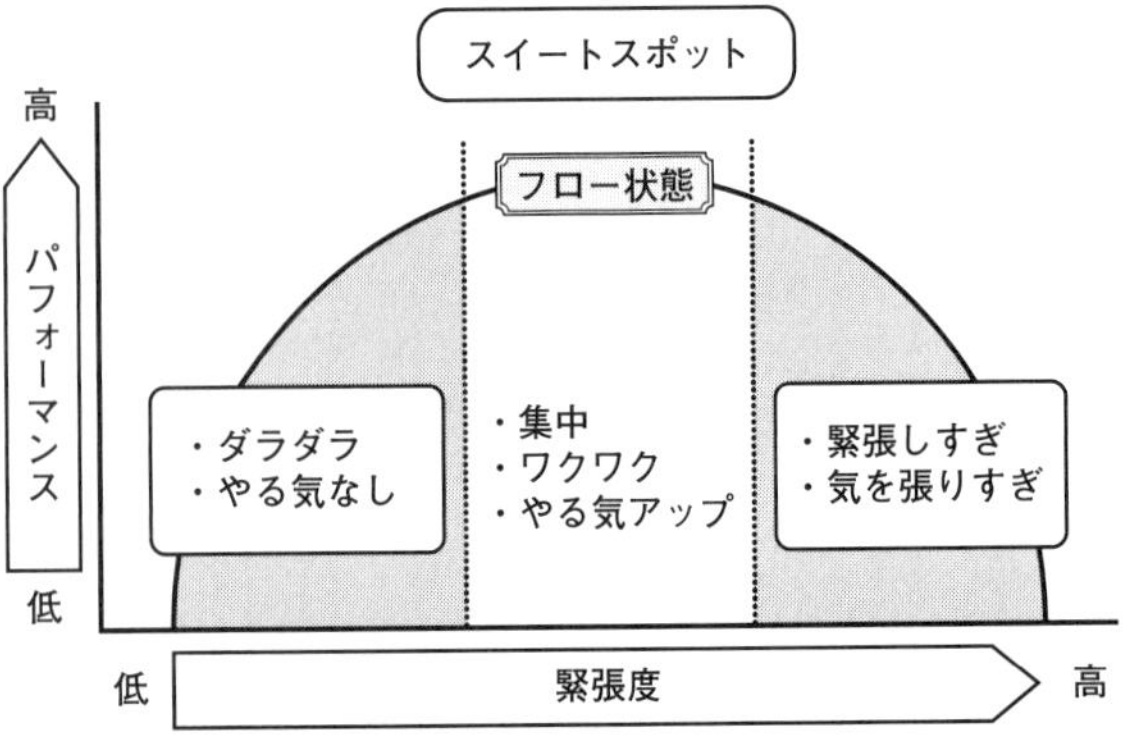

「逆U字」理論におけるスイートスポット

には達成感を覚えません。努力することで身体的・精神的エネルギーが消費されますが、難しい作業に取り組んだ達成感も強くなります。過度なエネルギーの消費は達成感の低下を招きますが、適度な努力によって逆U字理論でいうスイートスポットに相当するようなモチベーションのピークが引き出されるのです。

逆U字理論にもう少し踏み込むと、パフォーマンスを上げるためには簡単な作業なら比較的大きなストレスが、複雑な作業の場合には低めのストレスが向いているといわれます。これを提唱者の名前からとって、「ヤーキーズ・ドットソンの法則」と呼びます。

たとえば、簡単な作業をしているときはまったく無音の環境より、音楽を聴きながら作業したほうが集中できることがあります。静かな状態で退屈しながら単純作業をするより、音楽を流しているほうが適度な刺激となり、逆U字のピークに近い状態を作ることができるのです。

もちろん大音量や好みでないジャンルの音楽ではストレスが高まりますので、適度な刺激であることが必要です。逆に、深い論理的思考をするときは音楽が流れていないほうがいいでしょう。思考だけでかなりのエネルギーを使っているので、さらに音楽のような刺激が加わると緊張度が高まり（逆U字の図の右端に近づき）、パフォーマンスが下がるからです。

ドイツのマックス・プランク研究所らの研究チームによると、予測や不確実性が適度な曲や音楽（スイートスポット）に対して、脳の報酬系の部位が活発化したと報告されています[22]。これは音楽を聴くモチベーションが、逆U字曲線のピーク地点で高まったことを示唆しているといえるでしょう。

「ヤーキーズ・ドットソンの法則」の観点から見ると、作業の難易度は「不確実性」に相当し、ストレスは「予測の難易度」に相当します。難しい作業は、いろいろ考えて答えを見つけていかなければいけないので作業をやりとげられるかどうか不確実です。そういうときは、確率性が高い情報、つまり簡単に予測できる情報のほうがストレスが少なくモチベーションが上がるということです。

統計学習の脳内メカニズム

これまで見てきたように、脳の統計学習では、周囲の情報の「確率」の学習と、「不確実性」の学習をおもに行います。このうち確率の学習では、大脳の背側路と腹側路というふたつの経路が大きく貢献しているといわれています[15・23–29]。一般的には、背側路は物体の位置を認識するような空間的処理を担っているとされ、「where経路」とも呼ばれます。次ページの図にある運動前野《ぜんや》を経由して前頭前皮質につながります。腹側路は物体がどのようなものか（形状など）を認識する役割があり、「what経路」とも呼ばれます。これは、意欲に関わる線条体周辺を通過して前頭前皮質へたどりつく経路です。背側と腹側の各経路で処理された情報は、最終的には前頭前皮質で統合されることで、さらに高度な理性や人間らしい感性などが生まれます。

それ以外の不確実性の学習は、おもに海馬が行っていると考えられています[14・30–31]。海馬が短期記憶から重要な情報だけを選別し、長期記憶貯蔵庫へ送りとどける際の判断基準として不確実性を用いていると考えられます。不確実性が高い情報は危険性がある情報なので「重要だ！」と海馬は判断し、扁桃体の意見を聞きながら、長期記憶貯蔵庫である大脳皮質へ送るかどうか決めるのです。一方で、何回も経験したことのある不確実性が著

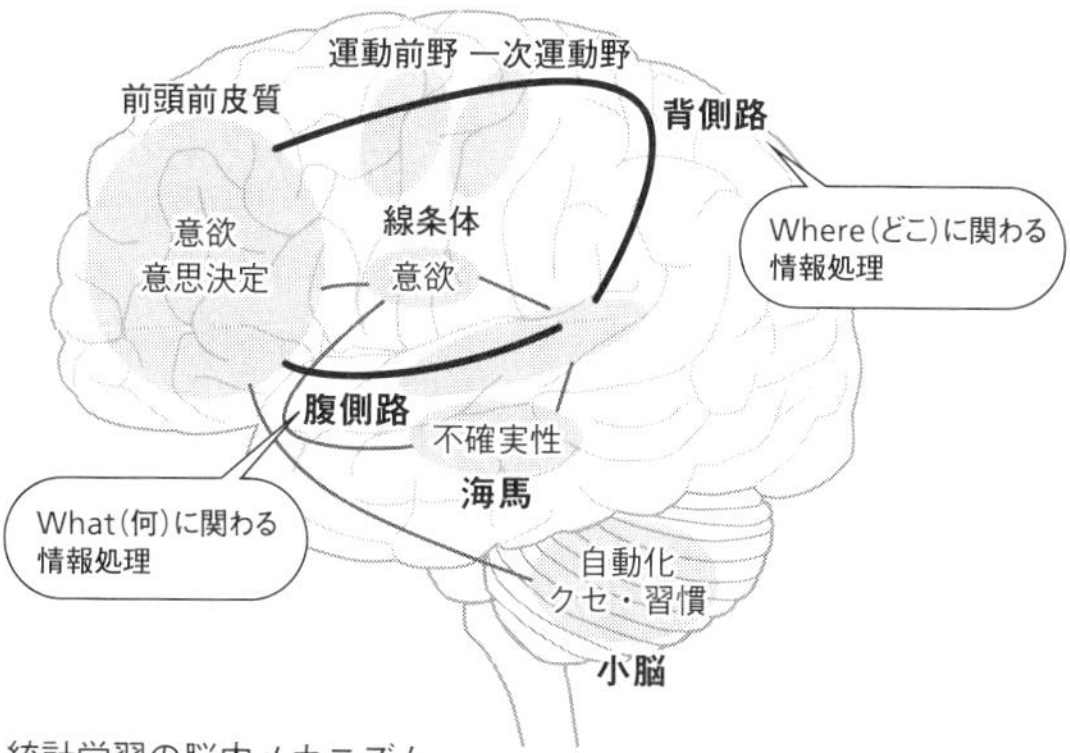

統計学習の脳内メカニズム

しく低い情報も、よく起こる情報として長期記憶貯蔵庫へ運ぶこともあります。

統計学習によって得た知識は小脳や線条体にも送られます。ここでは、知識のクセづけや自動化、習慣化に貢献しています[32-37]。英単語の例でいえば、何度も反唱して覚えることで、難しい英単語の発音をあまり考えることなく口に出すことができるようになります。母語であれば、より精度高く発声できます。

以上のように、統計学習は脳の特定の部位ではなく、脳全体で協力しあいながら行っているのです。

やる気を自分から迎えにいく

統計学習における予測精度の向上や不確実性の減少は脳への報酬（喜び）となり、報酬を多く得ると脳の学習モチベーションも上がります。報酬を多く獲得するために、「認知―行動サイクル」を通した重要な学習方法があります。行動によって能動的にはたらきかけることで、脳内の無意識な学習システムが外部からの情報をより予測・認知しやすくなるというものです[38]。情報が来るのを待っているのではなく、自ら情報を作り出し、それに対する反応を予測するのです。

乳幼児の母語の獲得は、この認知―行動サイクルを利用して学習を効率化している一例です。能動的に声に出すことで自分の声を耳で聞きとり、さらに親など周囲からの返答をもとに学習しています。正しい情報を受け身で聞くだけでは、認知―行動サイクルのような効率的な学習はできません。英会話など外国語の習得も同様です。自分から話しかけるといったアウトプット(行動)によって情報を自ら引き出すことが重要です。言語習得以外の学習においても、能動的な行動をするかどうかで、その後の学習到達度に差が出ます。

この認知―行動サイクルをモチベーションの観点から見てみます。肉体的な行動を起こすには、まず大脳皮質の運動野の指令があります。指令によって筋肉を通して行動が起き、その結果起こるさまざまな情報は、再び脳に認知されます。このループに、大脳基底核の線条体(101ページの図参照)が関わっています。線条体は、脳のモチベーションに重要な部位で、このループが起きることで脳の線条体を刺激できます。

また、線条体から身体への刺激が伝わるとき、この信号は同時に大脳基底核の「淡蒼《たんそう》球《きゅう》」にまで達します。淡蒼球は、とくに身体を動かすことによって活動します。身体を動かすと信号が淡蒼球に伝わり、大脳基底核のやる気スイッチが入るのです。

仕事に取りかかるまえに「さあ、やろう！」と声を出して気合いを入れたり、スポーツ選手が試合前に「行くぞ！」と円陣を組んで士気を高めたりなど、私たちは意識しなくてもふだんから身体を動かしてやる気を出しています。声を出したり手を突き上げたりすることで、気づかないうちに脳のモチベーションもアップしているわけです。

ほかにも、一日中デスクワークの人が、朝にランニングしたりジムで身体を動かしたりすると、やる気が出ることもあります。最初はやる気が起きなくても、仕事を無理やりでも始めると、10分ほどで気分がのってきたという経験は誰もが一度はあるでしょう。

大脳基底核のような脳深部の領域は無意識的な処理を行っているので、待っているだけでは、線条体のループに関わる認知—行動サイクルを活動させられません。能動的な行動によって脳に信号が送られ、脳がやる気を出すのです。学習効率を上げるだけでなく、モチベーションを維持するという観点からも、行動ファーストが重要です。逆にいえば、やる気が起きないのは、取りかかることができない言い訳ともいえます。やる気は待つのではなく、自分から「迎えにいく」のが大切なのです。

前頭前皮質の二面性

前項では脳深部について説明しましたが、ここでは統計学習で「不確実性のゆらぎ」を起こす要因となる脳の表面の前部について見てみましょう。

脳の表面前部にある「前頭前皮質」は、これまで述べてきたように人間らしい行動（理性的行動）や高次のモチベーションを起こすのに重要な部位です。突発的な感情を制御する一方で、ひらめきのような直感的・本能的なモチベーションを抑制してしまうこともあります。ファスト機能のような瞬発的な判断は苦手といえます。

このような前頭前皮質の二面性について、音楽の演奏を例にして説明します。これまでの研究によると、楽譜どおりに正確に演奏するときと自由に即興で演奏するときでは、前頭前皮質のはたらきが異なることが示唆されているのです（[39-44]）。一般的に、楽譜どおりの演奏の際は精密に楽譜を再現しなければいけないため、これまで培《つちか》ってきた長期記憶や技術を用いた論理的思考が求められます。これには、背外側前頭前皮質の実行機能が役に立っています。

背外側前頭前皮質の実行機能とは、行動を計画・実行し、それをもとに起こり得る結果を予測し、まちがえたときは反省して将来の行動計画の改善に活かす機能です。「楽譜どおりの演奏をする」という明確な目標がある状態では、どのタイミングで特定の鍵盤を叩くかを計画し、その結果が計画（予測）と違っていた場合は、計画を修正して、最終的にすべて計画（予測）どおりになるように情報をアップデートします。

一方で即興演奏では奏者の直感やクセをたよりに、瞬発的に演奏します。これでは論理的思考をしている時間がありません。即興演奏時は、楽譜どおりに演奏するときに比べて実行機能が抑制されるそうです［39・41・45-46］。逆に即興演奏は、適当に指を動かしているのではなく、とても集中して自身の感性を研ぎ澄ませ、心から湧き出る感情を精密に音楽で表そうとしています。著名なジャズピアニスト、キース・ジャレットも、すさまじい集中力で唸《うな》り声を出しながら即興演奏しています。そのようなとき、論理的思考をする機能は抑えられても、感情を表現する機能は極限にまで活かされています。実際の脳研究でも、何かを創造しているときは、背外側前頭前皮質の実行機能が抑制されつつ、感情を制御する部位である内側前頭前皮質の活動は抑制されていないことがわかっています。

背外側前頭前皮質に対して内側前頭前皮質では、衝動的・突発的な情動を抑え込む働きがあるといわれています。簡単にいうと、「本能的」な情動を司る扁桃体などの働きを、内側前頭前皮質は「理性的」に監視しており、このバランスによって適切な感情表現や芸術的表現が可能になると示唆されます。

自由な即興演奏は、まちがいという概念や明確な目標がありません。楽譜どおりの演奏に比べると、背外側前頭前皮質の実行機能の必要性が低いのです。感性を重視するため、内側前頭前皮質の役割が大きいと考えられます。

統計学習に関する筆者らの最近の研究でも、背外側前頭前皮質の機能と統計学習の関係に関して興味深い結果を得ています[47]。この研究では、脳に特別な刺激を与え、背外側前頭前皮質の活動を一時的に抑えたときとそうでないときで、脳の統計学習がどのように変わるかを調べました。すると、背外側前頭前皮質の活動を「抑えた」ときのほうが統計学習能力が上がったのです。

この結果は、発達に伴って獲得した背外側前頭前皮質の機能が、逆に人間に生得的で最も原始的ともいえる統計学習の機能を押さえ込んでいる可能性を示しています。統計学習の機能は、成長するにつれて発達する背外側前頭前皮質の論理的思考能力が向上する代償として、抑えられているのかもしれません。

一方で、創造性を発揮して生まれた作品は、その後で評価されなければなりません。先行研究によると、自分で何かを「創造」するときは背外側前頭前皮質の機能が抑制され、それを「評価」するときは逆に背外側前頭前皮質の機能が活発化するそうです[48]。別の研究でも、創造性が高い人の脳は、創造と評価に関わるふたつの神経ネットワークを効率よく活動させることができるとしています[49]。このことから、背外側前頭前皮質の機能を抑制することが必ずしも良いのではなく、抑制と活動の絶妙なバランスによって、自由な創造と、それを適切に評価して具体的な作品に落とし込むことが可能になるといえます。

論理と直感に関わる脳の神経ネットワーク

創造性における前頭前皮質の抑制と活動のバランスについて続けます。

アメリカ国立衛生研究所のリウ博士らの研究チームは、人間が詩を作成しているときの脳の活動をMRI装置を用いて調べました[48]。その結果は前項の創造性の研究と同様で、詩をつくっているときの人間の脳は背外側前頭前皮質の活動が抑制され、作成した詩を自己評価する際は活動が活発化することがわかりました[49]。モチベーションから考えると、背外側前頭前皮質の論理的思考と、内側前頭前皮質の感情のコントロールが、創造と評価という異なるモチベーション維持に重要となってきます。

背外側前頭前皮質と内側前頭前皮質の機能の違いについて、近年の研究により、創造的思考には3種類の脳活動パターンが関わっていることがわかりました[49]。次ページの図は3つの脳内ネットワークで、グレーは活動部分を矢印は活動の方向性を示しています。自由で創造的な思考をしているときには、脳の「デフォルトモード・ネットワーク」という神経ネットワークが強くはたらくといわれています[50-52]。これは内側前頭前皮質を含むネットワークで、アイデアの発想時[51]や、ぼーっとしているとき[52]に活動するといわれています。また、内側前頭前皮質だけでなく海馬の活動との関連性も示唆されています[53]。

一方で、論理的思考をしている際は、「エグゼクティブ・ネットワーク」という神経ネットワークが強くはたらきます[54]。背外側前頭前皮質などを含むネットワークで、アイデアの評価、論理的思考やこの後で説明する収束的思考のような明確なゴールのある思考にとくに活発化するといわれています[54]。

第三のネットワークは、「サライアンス・ネットワーク」です。これは、デフォルトモ

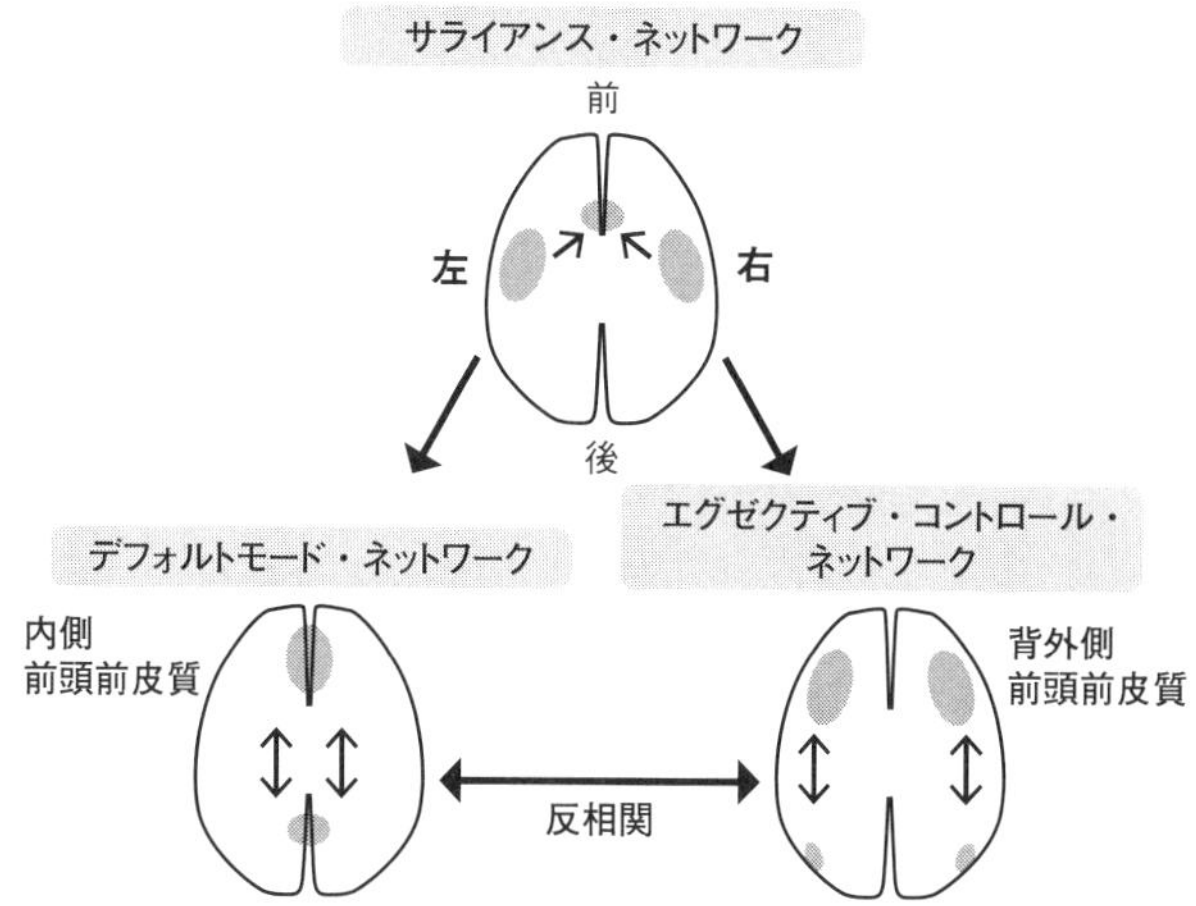

3つの脳内ネットワーク（創造性に関わる3つのネットワーク[57]をもとに作成）

ード・ネットワークで発案されたアイデアをエグゼクティブ・コントロール・ネットワークに運ぶ仲介役的な役割を果たすといわれています[49・54-55]。通常、この3つのネットワークは同時にははたらかず、必要なときにそれぞれスイッチを切り替えて、ネットワークを変えていると考えられています[56]。

デフォルトモード・ネットワークとエグゼクティブ・コントロール・ネットワークはモチベーションに関わる思考や認知活動においては反対のタイプですが、実際には3つすべてのネットワークが、モチベーション維持に重要です。創造的な活動をしても、自分や他者が評価しなければアイデアを実現できません。「創造」はただの「想像」で終わってしまいます。また、評価や論理的思考ばかりでは、革新的なアイデアは生まれにくいでしょう。対をなすネットワークが良いバランスとなることで、モチベーションが維持できるのです。

ペンシルバニア大学のビーティ博士らの研究によると、創造性の高い人間は、デフォルトモード・ネットワークの活動が強いだけでなく、3つの脳内ネットワークを効率よく使いこなすことができるそうです[58]。創造的な人の脳は、これらのネットワークを利用してアイデアの発案や検証を行っており、実現可能なアイデアを生み出しています。

これを、モチベーションの観点からいうと、論理など意識的なトップダウン型の意欲は、3つのネットワークのうち背外側前頭前皮質などを含むエグゼクティブ・コントロール・ネットワークに相当するといえます。対照的に、直感やワクワク感など無意識的なボトムアップ型の意欲は、どちらかといえばデフォルトモード・ネットワーク的な機能に相当します。前述したダニエル・カーネマンの『ファスト&スロー』[20]のファスト機能とスロー機能のように、思考か意欲のどちらか一方が大事なのではなく、両方のバランスをとることでモチベーションを維持できるのです。

3　モチベーションをコントロールするふたつの思考

収束的思考と拡散的思考

ここから、モチベーションをコントロールする思考の仕組みについて説明します。前章で取り上げたように、モチベーションには利己的・利他的、内発的・外発的、潜在的（無意識的）・顕在的（意識的）など、さまざまに対をなすタイプがあります。ほかにも、情報を論理的に理解したい「学習」のモチベーションと、新しいものを生み出したい「創造」のモチベーションは対照的なものです。これらの対をなすモチベーションは状況によって優位に立ったり逆転したりしながら、脳の無意識的な統計学習システムにはたらきかけ、「不確実性のゆらぎ」を生じさせます。一方に偏るのではなく両方のバランスがとれることで適度な「ゆらぎ」が起こります。ここでは、統計学習を通して「ゆらぎ」が起こる過程とモチベーションとの関係について述べます。

脳は新たな情報を受けたとき、まずそれを把握し、将来同じ情報が来ても理解できるように情報に対する予測精度を上げて不確実性を下げようとします。不確実性の減少は脳への報酬となるため、「不確実性を減少したい」という潜在的なモチベーションは、統計学習の基本となります。

統計学習のモチベーションを人間の思考で考えてみると、「収束的思考」に相当します[59]。収束的思考とは、ある問題について唯一の解（結論）を追究する思考を指し、論理的思考や具体的思考とも密接に関係しています。答えがひとつしかない問題を解くときや、目的地への最短距離を考えるときなど、意識的に行っている思考です。たくさんあるアイデアやプランを絞り込み、唯一の最適解に収束していくため、不確実性は下がるほうへ向かっていきます。いわゆる、脳の情報処理の効率化や最適化です。

統計学習のモチベーションは、不確実性の減少だけではありません。不確実性を下げて喜び（報酬）を得るためには、それまで知らなかったこと（不確実な情報）が必要です。そのため不確実性が下がりきった状態になると、脳はチャンク（圧縮）された確実性の高い情報の塊をあえて壊したり、別の塊をくっつけたりして不確実性の高い情報を生成します。未知の世界への興味や創作意欲などが相当するでしょう。

このモチベーションを「拡散的思考」といい、収束的思考のようにひとつの結論を追究するのではなく、新しい発想を無数に拡散させる思考を指します[59]。拡散的思考では、

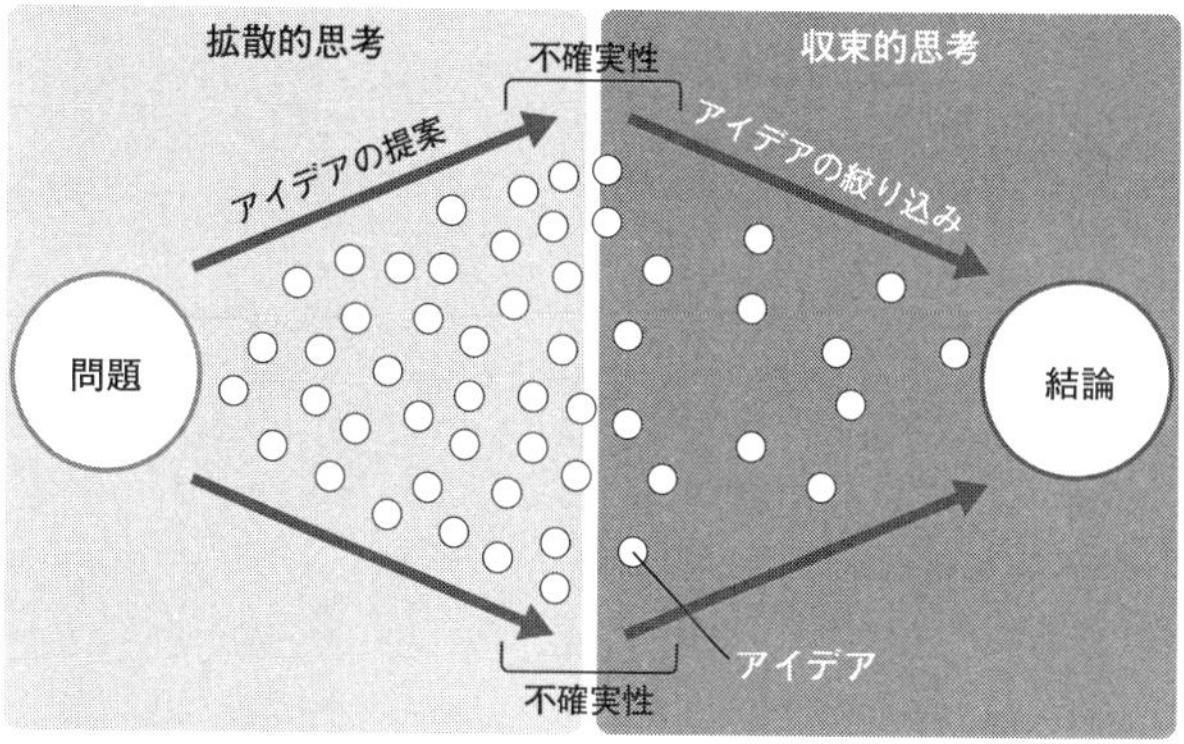

拡散的思考と収束的思考

論理や具体性よりも、できるだけ多くのことを考えるので、不確実性は上がっていきます。芸術作品の創作や新しいアイデアの提案など、クリエイティブなことを行うときに重要な思考です。創造性の高さを測る「創造性テスト」では、この拡散的思考力を指標にすることがよくあります。

このように脳の統計学習には、不確実性を下げたいという収束的思考に関連したモチベーションと、不確実な情報に対する知的好奇心など拡散的思考に関連したモチベーションという、相反するふたつの力が互いに引き合うような形で存在しています。そしてこの相反する力が「不確実性のゆらぎ」を生み出します。このゆらぎは芸術的感性や創造性に多大な影響を与えるとされているように(45ページ)、モチベーションをコントロールするカギとなるのです。

ふたつの思考の共創によるモチベーション維持

前項で示したように、統計学習における収束的思考と拡散的思考は、不確実性に対して逆方向にはたらく正反対の思考といえますが、拮抗《きっこう》しあうものではありません。むしろ、ふたつの思考によって生じる「不確実性のゆらぎ」を維持することで、モチベーションを一定の高さで保つことができます。

何か新しいことにふれて、「これを知りたい、学んでみたい」と感じたとき、私たちは不確実な情報にワクワクして「学習」のモチベーションが湧きます。新たな情報を受けただけでワクワクするので、ボトムアップ（低次から高次）型のモチベーションが強いかもしれません。

一方で、知識が蓄積されるほど（不確実性が下がるほど）、得られる知見も少なくなります。最初は新しいプロジェクトに意欲的に取り組んでいても、慣れるにつれワクワク感が薄れますが、熟成された知識や技術をもとにして新しい（不確実な）何かを生み出せないかという「創作」のモチベーションに変わっていきます。脳表層から脳深部へのトップダウン（高次から低次）型のモチベーションに近いものです。

創作した作品に対する他者や社会の評価は反省を促し、「まだ知識が足りない」「もっと知らないと」と思うようになり、下がりきった学習モチベーションが復活するのです。

このように脳には、不確実性を下げようという収束的思考と、不確実な情報に興味を持つような拡散的思考が表裏一体で存在し、知的好奇心を維持しつづけるという点では〝共創〟しています。ふたつの思考の共創によって不確実性に適度な「ゆらぎ」が生じ、モチベーションを高く維持できます。

「不確実性のゆらぎ」を起こす

だからといって、一般的には意図的に収束的思考と拡散的思考を行うことは難しいでしょう。難しい問題にぶつかると、なんとかして解決しようと収束的になり、拡散的思考に切り替えられないのが普通です。「ゆらぎ」を生み出す方法のひとつとして、意図的に問題から離れてみるというのがあります。イギリスの社会心理学者グラハム・ワラスによる「ワラスの4段階」（準備期、あたため期、ひらめき期、検証期）[60]と呼ばれるもので、本来、創造性のモデルとして提唱されたものですが、モチベーションにも当てはめることができます。

最初の「準備期」は、創造的思考を生み出すための「下準備の期間」に相当します。何を解決すべきか、その問題を頭の中ではっきりさせて解決するための手法や手段を、論理的・収束的に考えています。よって、準備期に行う思考のタイプは、収束的思考に偏っているといえます（拡散的思考がまったくないわけではありません）。

次の段階の「あたため期」では、問題解決に取り組むことを中断します。いわゆる煮詰まった思考を一度リフレッシュする期間に相当するといえます。あたため期で実際に何が行われているかについては、いまだはっきりしたことはわかっていません。一般的には、休息や睡眠、またはまったく別のタスク（運動など）だと考えられています。問題解決を中断するとはいえ、人間はあたため期においても思考しています。

意識的・顕在的に問題解決に挑む準備期に対して、3段階目の「ひらめき期」では、脳は潜在的に情報処理を行っています。そのあいだとなるあたため期では、意識的に問題から離れることで脳内の潜在的な処理が促進し、思考が熟していきます。ひらめき期での思考は拡散的思考に近く、準備期に取り組んでいた課題の答えが急に降ってくることがよくあります。

そして最終段階である「検証期」で、まだあやふやな状態のアイデアを具体的に落とし込んでいきます。直感を確信に変える作業ともいえます。検証期で行う思考は、基本的に収束的思考です。

以上のように、準備期から検証期までを通して、人間は「収束的思考〜拡散的思考〜収

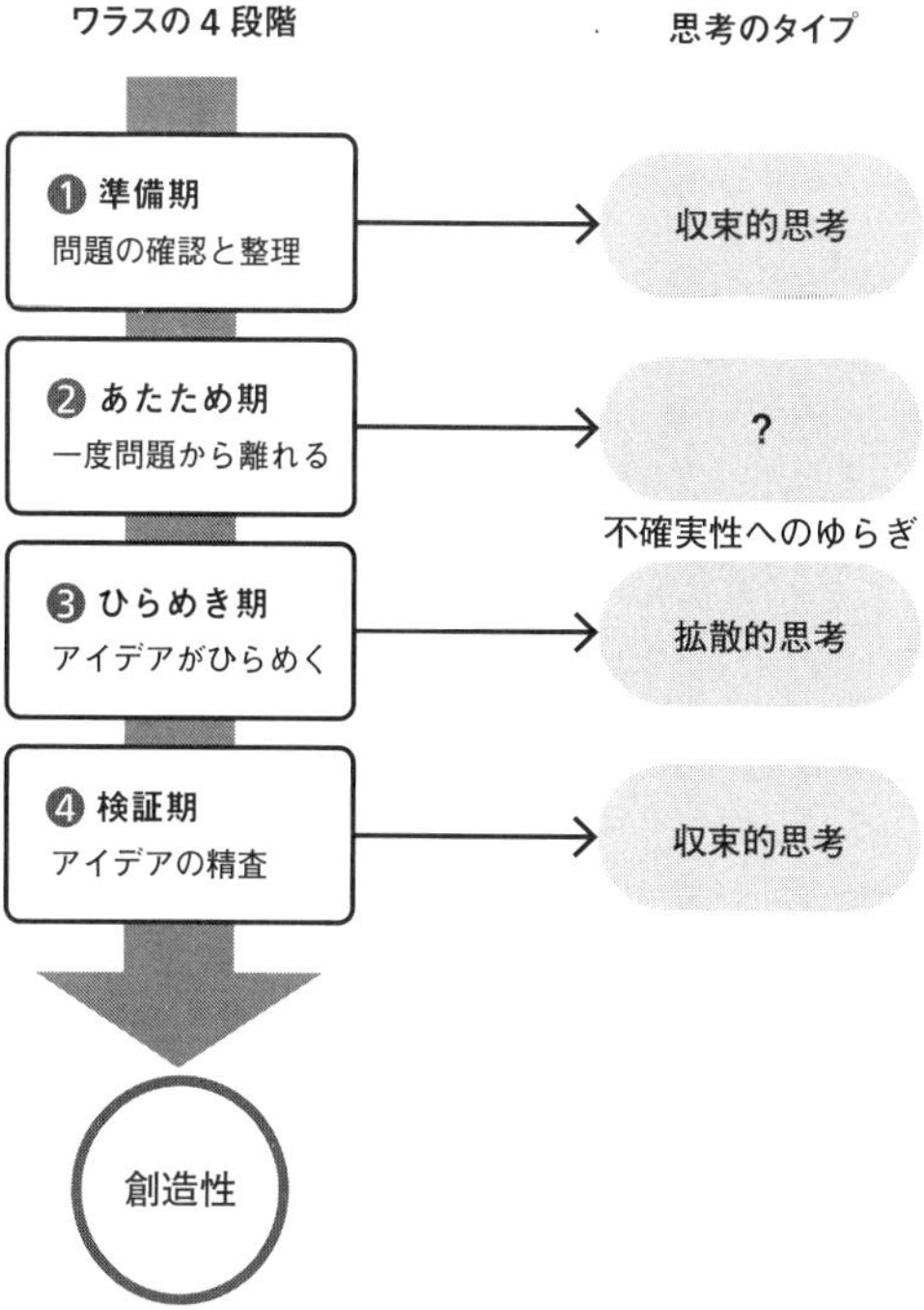

「ワラスの4段階」と思考のタイプ

束的思考」とふたつの思考を交互に行うことで「不確実性のゆらぎ」を生じさせています。このゆらぎによって、自由な思考によって生まれたアイデアを具体的なものにできるのです。

距離を置くことの重要性

4段階のうち、「準備期」と「ひらめき期」は、どちらも同じ問題の答えを見つけようとしています。にもかかわらず、準備期で思いつかなかったアイデアがひらめき期になると思いついたり、自然と解決法が見つかったりします。それは、あいだに「あたため期」が入ることで、思考のタイプが収束的思考から拡散的思考へと変化するからです。そしてその変化のあいだで「不確実性のゆらぎ」が起こります。

収束的思考と拡散的思考のあいだで「ゆらぎ」が起こることでモチベーションが高い状態を維持できますが、意図的にふたつの思考を行うことは難しいものです。思考のタイプを切り替えようとするのではなく、あたため期を導入するほうが簡単です。

あたため期に何を行っているのか全体像は明らかになっていませんが、ひとつの例として「マインド・ワンダリング」があげられます。マインド・ワンダリングとは、いわゆる

「心ここにあらず」といわれる現象で、心がさまよっている（ぼーっとしている）状態のことをいいます[61]。研究によると、良いアイデアがひらめく直前に、マインド・ワンダリングをしていることが多いといいます[62]。4段階のモデルでいえば、良いアイデアがひらめく直前はあたため期に相当するので、この時期にマインド・ワンダリングをするのがいいのです。脳科学的研究においても、マインド・ワンダリング中は、創造的な思考が活発に行われる「デフォルトモード・ネットワーク」が優位になっているといいます[52]。

これまでの研究によれば、完全に休息状態のときよりむしろ、認知的負荷の低い簡単な課題や行動をしているときにマインド・ワンダリングが頻繁に起こるようです。その例として、簡単な算数問題や散歩があげられます。とくに、散歩の習慣がある人は創造力も高い傾向にあるようです[63]。たとえば、数学者のアンリ・ポアンカレは、難解な数学の問題に煮詰まったあと、一度問題から離れるために散歩に出かけるべく、乗合馬車の踏板に足をかけた瞬間にフックス関数をひらめいたといいます。「解決法がわかるまでがんばる」より「頭が煮詰まったから、ちょっと散歩をする」というのは、早く問題解決するために理に適《かな》った行為なのです。

問題から一度離れることで創造的思考が促進し、世紀の発見につながったという例はほかにも多くあります。アインシュタインやエジソンが、仮眠や昼寝を挟むことで思考能力を上げていたというのも有名な話です。睡眠は脳を休息させるだけでなく、起きているあいだに得た短期記憶から必要な情報だけを選別して圧縮し、長期記憶へ送る作業を行っています[64]。目覚めた瞬間に新しいことがひらめくのは、睡眠中にこの選別や圧縮によって脳の記憶スペースが広がったり、知識が整理されたりしたためなのです。

これまでをまとめると、何か問題を解決したいときはずっと考えているよりも、いったん離れて散歩したりぼんやりしたりして、あたため期を作ることで収束的思考から拡散的思考へと切り替わり、「不確実性のゆらぎ」が生じます。それによって、問題解決にいたったり高いモチベーションを維持したりできるのです。

もうひとつ重要な点は、収束的思考は拡散的思考と同じくらい創造性に必要だということです。多くの研究では、収束的思考は唯一の最適解を見つけるための思考であり、創造性は低いとしています。創造性を高めるためには拡散的思考が大切であるとし、創造性テストによって個々の拡散的思考力を測ってきました。しかし、創造性の4段階モデルから考えれば、高い創造性を生み出すために大事なのは拡散的思考だけではなく、拡散的思考と収束的思考の時間的なダイナミクスであるといえるでしょう。4段階モデルを踏まえて高い創造性を発揮するためには、まず第1段階の準備期での収束的思考をもとに問題を明確にする必要があります。そして最終段階でアイデアを検証することで、あやふやなアイデアを形にします。

ひらめきが訪れやすい人やいつもワクワクしている人、モチベーションが高い人は、特別な才能があるのではなく、4段階モデルの時間的なダイナミクスを無意識のうちに理解していて、タイミングよく各段階に切り替えているといえるでしょう。とくに、アンリ・ポアンカレの散歩やアインシュタインやエジソンの仮眠のように、問題から離れ、あたため期を導入するタイミングをとるのがうまい人が最終的に高い創造性を発揮したり、モチベーションが高い状態を維持できるのです。

第4章 脳の「思い込み」

——不満を減らすか、満足感を増やすか

1　やる気が失われる要因

モチベーションは下がるもの

　第4章からは、実際にモチベーションを上げる方法について、より具体的に考えます。ここまで見てきたように、モチベーションには意識的（顕在的）なものと無意識的（潜在的）なものがあります。脳のやる気スイッチを入れ、身体に伝える方法を考えるまえに、本章ではおもに意欲が低下する要因について見ていきます。

　勉強も仕事も何か新しいことをやりはじめたときは、たいていモチベーションが高いものです。志望大学に入って好きな勉強をはじめたり社会人として働きはじめたりしたときは、夢に向かって進んでいる実感がします。初任給が振り込まれたときは達成感が強く、さらにがんばろうと思う人が多いでしょう。

　そういうモチベーションは、時間がたつにつれて薄れる傾向にあります。社会人262名を対象とした調査によると、「入社当初と比べてモチベーションはどのように変動していますか？」という質問に対して、じつに70パーセントもの人が「とても下がった」と答

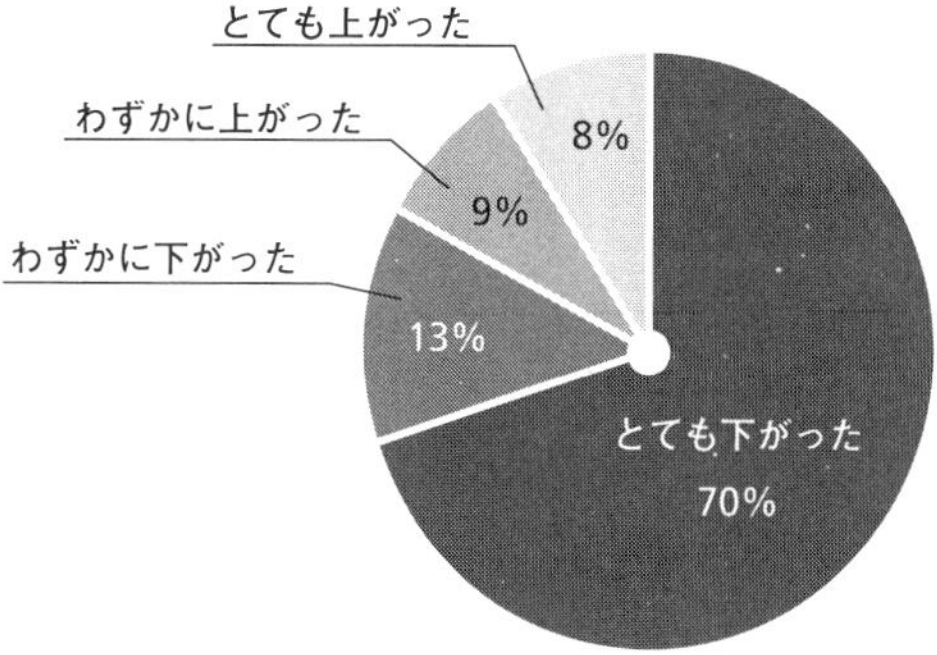

出典：ベースメントアップス株式会社『退職の前に読むサイト』

入社当初と現在のモチベーションを比較した「仕事に関する意識調査」（2019年）より

えており、「わずかに下がった」と答えた人も加えると8割以上が、モチベーションが下がっていると実感しているそうです（上図参照）。

最初はやる気があったのにだんだんとモチベーションが下がることは、個人の能力が理由ではありません。多くの人が経験する、当たり前の現象なのです。それでも、やる気が出ないままだと「自分は行動力がない」「能力が低い」と感じてしまいます。こういった自己批判は、ますますやる気や自信を失わせます。実際、自己効力感（自分ならできるという自信）や自己肯定感（自分の価値を肯定できる感情）は、モチベーションに大きく影響を与えます。自己効力感が失われると、行動によって得られる将来の脳への報酬を予測できず、脳は何をやっても報酬を期待できなくなるという研究もあります。脳への報酬が予測できず期待ができないと、「やる気が出ない」→「自己否定」の負のサイクルに入り、なかなか脱することができません。負のサイクルに入らないためには、「今は、やる気がないときなのだ」と客観的に自分を見つめたり、「自分だけではない、当たり前のことだ」と認識したりすることが重要です。

やる気を失う心理的要因

いやな経験をしたり失敗を繰り返したりすると、「自分は何をしてもうまくいかない」「どんなことをしても無駄だ」と感じ、仕事や勉強に対してやる気がまったく湧き起こらない無気力な状態に陥ることがあります。これを「学習性無力感」と呼びます[1・2]。「ポジティブ心理学」の父であるマーティン・セリグマンが提唱したものです。セリグマンらは次のような実験をしました。まず、犬を次の2種類の電気が流れている部屋に入れ、無害ですが不快な電気ショックを与えます。

部屋1　ボタンを押すと電気ショックを回避できる部屋
部屋2　何をしても電気ショックを回避できない部屋

犬は電気ショックを受けないように、さまざまな方法を試みます。部屋1では、ボタンを押すと回避できますが、部屋2ではいかなる方法でも電気ショックから逃れることはできません。実験の結果、部屋1に入った犬はボタンを押すと電気が止められることを学習し、電気が流れるとすぐにボタンを押すようになりました。部屋2に入った犬は何をしても電気を止められないことを学習して、何も行動を起こさなくなりました。ここまでは、ある程度想定できる結果ですが、さらに実験は続きます。

今度は、最初に部屋2に入れた犬を部屋1に移しました。すると、部屋1ではボタンを押すと電気ショックを回避できるにもかかわらず、犬は何も行動を起こそうとしませんでした。部屋2にいたことでやる気を失い、環境が変わっても学習しようとのモチベーションが起きなくなったのです。この学習性無力感は、猫やサル、そしてヒトでも引き起こされることがわかっています。

生物は心身に回避不能な嫌悪刺激（電気ショックや叱責など恐怖や不安を与える刺激）を受けつづけると、「自分にはできない」「何をしても無駄」というあきらめの意識が芽生え、そうなると環境から逃れようとする努力すらしなくなってしまいます。

また学習性無力感は、いじめ、うつ、ひきこもり、ニートなどとの関連性も示唆されています。長期にわたって家族やクラスメートから暴力をふるわれると、何をしても無駄と感じ、自発的行動をまったくしなくなります。学習性無力感の状態になるとあらゆるモチベーションが低下するので、だらだらしているようにも見え、周囲から理解を得るのも難しくなります。そのため、ますます無力感が強くなっていくのです。

学習の実感

やる気が下がる要因には、さまざまな理由が絡みあっています。そのひとつとして、統計学習の実感や達成感の違いがあります。新しいことを学ぶと、最初はワクワク感や喜びも大きいですが、理解が深まるにつれ、徐々につまらなくなることがあります。これを統計学習の観点から見たとき、学習の「達成感」が必ずしも学習「時間」と比例しているわけではないことがあげられます。

通常、わからない事象を理解した瞬間に不確実性は下がります。この不確実性が、脳の統計学習の達成感や実感を測るひとつの指標となります。次ページのグラフのように、統計学習の初期では何かを少し理解すると不確実性は大きく下がりますが、成長して統計学

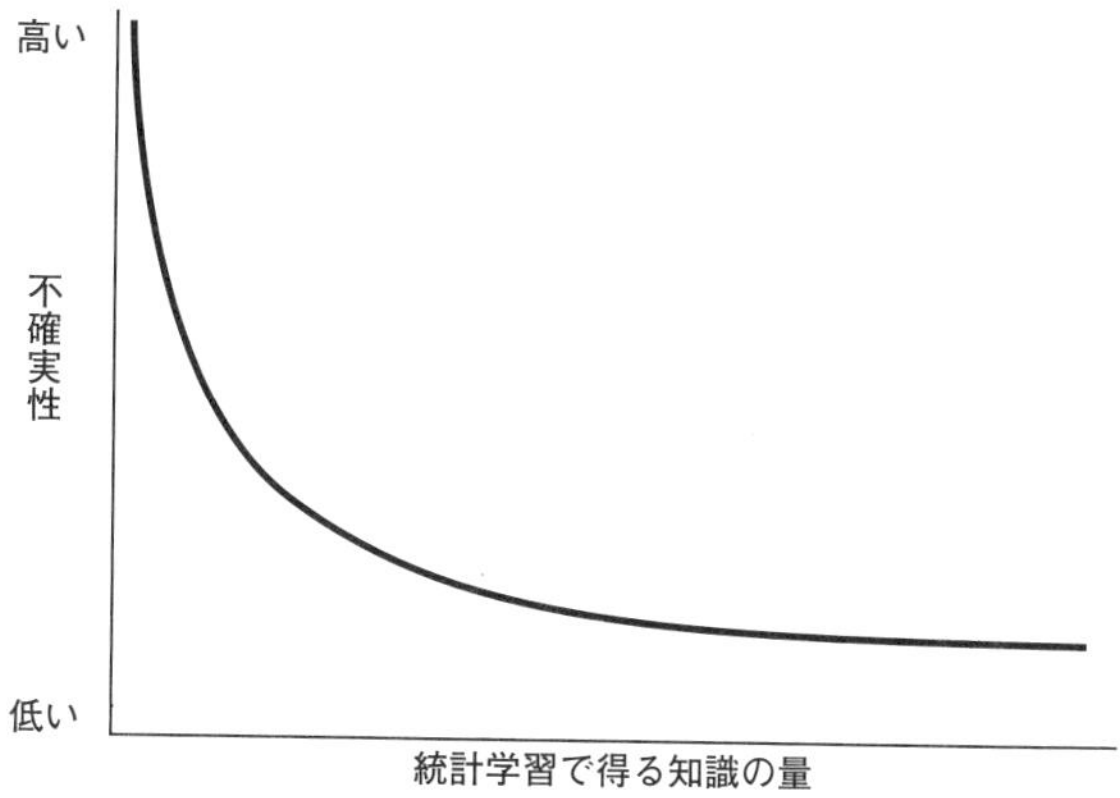

統計学習で得る知識の量と不確実性の時間的変化の例

習が進むにつれ、少し知るだけでは不確実性が下がりにくくなるのです。

たとえば、まったく前提知識のない状態からひとつの知識Aを得ると、脳の統計学習における確率Aは100パーセントとなります。次に知識Bを得ると、AとBはそれぞれ50パーセントと、確率や不確実性が大きく変動します。では、AとBをそれぞれ1000回ずつ得たあとに、新たに知識Aをひとつ得たとします。その場合は100パーセントから50パーセントという大きな変動はなく、Aが1001回、Bが1000回と、ほぼ50パーセントのままになります。上図で示されるように、知識の量が多くなるほど、統計学習における不確実性は変動しにくくなるため、学習の実感も小さくなります。

もっとわかりやすい例をあげます。まったく英語がわからない状態から、1時間だけ簡単な日常会話を学んで、実際に英語圏の人と少しだけ話をすると「はじめて外国人とコミュニケーションがとれた」と大きな達成感を得られるでしょう。けれど確率の例と同様に、英語を使う時間が増えて脳の予測変換システムが慣れてくると、一般的に不確実性の変化を実感しにくくなります。

最初は「わかった感」が得やすいため勉強も楽しく感じますが、やればやるほどそれが小さくなっていき、脳が飽きてしまうのです。

2 モチベーションを上げるヒント

「飽きるほどの慣れ」のメリット

脳は、はじめて経験することにはワクワクしても、繰り返されることで、同じことでも当たり前のものと感じます。これを脳の「馴化《じゅんか》」といいます。馴化には、大きく分けてふたつのパターンがあります。

ひとつ目は、新しいことをやっていくうちに飽きるという馴化です。モチベーションが下がる理由は、この「脳の飽き」が根本にある場合がほとんどです。しかし、この脳の飽きは、必ずしも悪いものではありません。「飽きるほど慣れる」ことによって、面倒な作業でも多くのエネルギーを消費したりストレスがかかったりすることなく対処できます。はじめて行う作業は1時間もすると疲れてやめたくなりますが、楽にこなせるようになると、意識を集中しなくても長時間続けられるのと同様です。

馴化のふたつ目のパターンは「習慣化」です。たとえばランニングを始めた頃は面倒に感じても、毎日続けることで逆に「今日も走らないと落ち着かない」と感じるようになります。飽きを引き起こす馴化と異なり、習慣化を促す馴化はモチベーションを上げる、または維持するといったプラスの効果を持っています。

このように、統計学習によって予測精度が上がると脳の飽きにつながり、モチベーションが下がりますが、その一方で脳の習慣化の機能はモチベーションアップや維持に役立っているのです。

青

ストループテストの例

集中できる時間は平均10秒

第3章でも述べましたが、脳の前頭前皮質は深い思考や集中力を要する場面で役に立っています。ここで、「集中」に関わる脳研究においてよく使われるストループテストを例にあげます。このテストを受ける人は、文字で書かれた色の名前とは異なる色で印刷された文字（色の名前）を見せられます。そして、言葉ではなく文字の色を読み上げるように求められます。たとえば上図の問題を見たとき、脳は無意識に「青」と答えたくなります。私たちは子供のときから文字を読む訓練をしてきて、ほぼ無意識で文字を読めるようになっているからです。考えなくても身体が勝手に動くような「手続き記憶」に似ています。

ここで、「青」ではなく「黒」と答えるためには、無意識の反応を抑える必要があります。これには、集中力が必要です。研究によると、ストループテストを行っている際に脳の前頭前皮質の活動が活発化するそうです[3]。前頭前皮質は無意識の行動（「青」と答えたくなる衝動）を集中して監視するために重要な部位なのです。

しかし、前頭前皮質の活動はエネルギーを大量に消費するため、短時間で疲れてしまいます。ある研究によると、集中力の持続時間は現代のオフィスワーカーでは平均11分しかありません[4]。人は疲れるとやる気が落ちたり、出せるエネルギーが少なくなったりして作業効率も落ちます。当然モチベーションも下がるでしょう。ほかの研究によると、人がひとつのことを集中して考えられる時間は平均してわずか10秒であり、すぐに別のことに思考が移ってしまうそうです[5]。このように脳が前頭前皮質を使って集中できる時間は意外と短いので、ただ長い時間作業すればいいというわけではありません。

そこで、前頭前皮質をあまり使わなくてもいい習慣的な行動が重要になってきます。歩行や会話のような習慣的な行動はあまり集中しなくても身体がほぼ無意識に反応し、長時間行うことができます。集中力が途切れたら、エネルギーをあまり使わない簡単な作業に切り替えるとよいでしょう。複雑な作業より前頭前皮質の活動を必要としないため多くのエネルギーを使うことなく、結果的に長時間の作業が可能になるからです。

マルチタスクを可能にする脳の潜在処理

前項では「作業時間」に注目しましたが、時間だけでなく、一度に行う「作業数」に関してても重要なことがあります。カリフォルニア大学サンディエゴ校の心理学者ハロルド・

パシュラーは、人間が一度にふたつの認知課題に取り組むと、それらが干渉しあってエラーが起こり、パフォーマンスが落ちることを示しました[6]。これを「二重課題干渉」と呼びます。この影響は予想以上に大きく、たとえばハーバード大学のMBA取得者でも、二重課題干渉が起こると認知能力が8歳の子供並みに低下するそうです。

現代では、チャット、仕事や私的なメールの確認、オンラインミーティングなど、あらゆる作業を同時に処理しなければならなくなっています。情報社会によって、ひとつのことをじっくり考えたり、散歩しながらぼうっとしたりする時間は明らかに減っています。二重課題干渉が示すように、多すぎる作業量によって脳が疲れてしまい、実際の生産性は落ちている可能性があります。

一方で、私たちは日常生活のあらゆる場面でマルチタスクを行っています。歩きながらドアを開けたり、音楽を聴きながら車を運転したり、ミーティングで話を聞きながらメモをとったりするのも同様です。円滑にマルチタスクをこなすためには、集中力を要する深い思考より、潜在記憶、とくに「手続き記憶」(32ページ)が役に立ちます。手続き記憶のおかげで、身体で覚えたルーティン的な行動を無意識のうちに行うことができます。たとえばピアノを弾くときは、指を駆使しながら足ではペダルを踏んでいます。また、自転車に乗るときは両手両足を絶妙な力加減で動かしながら、事故が起こらないように周囲に気を配ってもいます。手続き記憶に基づく行動は、複数のことを同時に高い精度で行うことができるのです。

筆者の研究では、異なる統計的規則を持った2種類の音刺激を同時に提示したとき、脳は2種類の規則を混同することなく、それぞれの規則に基づいて予測している活動を示しました。つまり、人間は複数の異なる統計学習を同時に行うことができるのです[7]。音楽を聴きながら人と会話していても、とくに意識しなくても音楽と言葉の両方を別個の情報として認識し、記憶することができます。脳の潜在処理を利用した学習や行動では二重課題干渉も起こりにくく、長時間稼働もマルチタスクも可能になるのです。

モチベーションを変える報酬

ここで、モチベーションに関わる脳への報酬について振り返ります。脳への報酬のタイプはさまざまですが、モチベーションにとって重要なのは、金銭や他者からの称賛など外部から与えられる「外発的報酬」と、知的好奇心など内から湧き起こるような「内発的報酬」です。

外発的報酬が過剰な適応を招き、結果として内発的モチベーションが低下することを示す研究があります。この現象は一般に「アンダーマイニング効果」と呼ばれます。心理学者エドワード・L・デシやスタンフォード大学のマーク・レッパー教授らの実験によって明らかになったものです[8]。もともとは知的好奇心や喜びのような内発的報酬によって行動していたものが、お金のような外発的報酬を与えることによって、いつのまにか内発的モチベーションが下がる現象です。最後には外発的報酬がないと、「やっても意味がない」と思うようになります。

ある有名な研究では、絵を描くとリボンと金色の星がもらえるという条件を子供に与えると、どのような報酬がもらえるかわからない子供よりも絵を描いて遊ぶ時間が短くなりました[9]。事前にどのくらい報酬がもらえるかわかると、活動そのものに関心がなくなるのです[10]。外発的報酬は時間の経過とともに価値が低下し、将来的にモチベーションを保つことが難しくなります。

業務や作業を完了するなど、外発的報酬を得るための方法はある程度明確な場合が多いので、脳は報酬を得るために創造的な方法をあまりとりません（73ページ）。金銭的報酬を得るために独自なやり方をしては業務に支障をきたすおそれがあり、それよりは確実な手段でなるべく楽に終わらせたほうがいいでしょう。そのため、外発的報酬では不確実性の低い情報に目を向けやすく、かつ「収束的思考」をとる傾向にあります。

一方で、内発的報酬は未知の事象を理解することで得られるので、不確実性の高い情報に興味を持つようになります。よって、外発的報酬と比べると「拡散的思考」をとりやすくなります。外発的モチベーションでは、目標を達成するとそれ以上のことをしなくなるアンダーマイニング効果がありますが、内発的報酬は長くモチベーションを保てます。

素晴らしい音楽家になりたいなど何かを目指して努力してきたのに、いざ願っていた職業で稼ぐようになってみると、内発的モチベーションが失われるのもアンダーマイニング効果に近い現象といえます。「ここまで働けば、このくらいの成果が出る」と脳が学習した時点でその先の不確実性はなくなり、将来への期待感が失われるからです。

モチベーションをいつも維持できている人は、決まった仕事やいわれた仕事をこなすだけでなく、自分なりの課題を見つけ、解決していることが多いといえます。より高いレベルでのパフォーマンス発揮につながるため、結果的に周囲からの評価も高くなる傾向にあります。良いサイクルが生まれ、さらにモチベーションもアップするのです。

対照的にモチベーションが低いときは、最低限の仕事しかしていないことが多くあります。最低限の仕事をしているときの脳は、不確実性がほとんどなくなった状態です。そのままの状態では不確実性の変化を認識しにくくなり、脳は飽きてしまいます。同時に、モチベーションもだんだんと下がっていきます。内発的モチベーションを保ったまま行動を起こすには、脳への報酬の与え方も重要です。いわれた（不確実性の低い）仕事をこなし、脳に安心感を与えつつ新しいことにチャレンジするなど、必ず（不確実性の高い）新規なことを求めるよう心がけると不確実性のバランスがとれ、脳がストレスを感じない程度の適度な知的好奇心を保てます。

内発的報酬はモチベーションの維持に重要ですが、他方、脳にとって報酬を受け取る確率が高く安心感も得られる外発的報酬も必要であることに変わりはありません[11]。金銭のような外発的報酬を与えられることで、やる気が出て業務を達成できるという効果もあります。これを一般に「エンハンシング効果」といいます。短時間で目標達成をする際にも外発的報酬は役に立ちます。内発的報酬だけでは、目標（いつまでに何を終わらせるなど）の明確さが弱いため、報酬を得るまでに時間がかかることが多いのです。どちらのほうが良いというわけではなく、状況によってうまく使いこなし、どんな状況においても両方のモチベーションがバランスよく含まれていることが大切といえます。

安心な情報はつまらない

子供は「新しいもの好き」の傾向があります。これを学術的に「新奇選好《しんきせんこう》」といいます。幼いうちはすべての情報が新鮮であるため、情報への先入観がほとんどありません。そのときの興味に依存して行動が決まるのです。子供はあらゆることに対して親に「なんで?」とたずねる時期があります。無知を恥じずにどんなことでも訊き、新しいことを知りたくてしかたありません。そういった意味で、子供の行動は内発的モチベーションに満ちあふれているといえます。

その後成長するにつれ、脳の統計学習を通して問題に対する最適な解決法を会得《えとく》するようになると、行動や選択において確実かつ効率的に行おうとします。経験も増えていき、それに基づいて物事を予測できるようになります。その一方で、意思決定に過去の成功体験が影響した結果、統計的に確率の高いものが選択される「プライミング効果」(20ページ)のようなことが脳内で起こります。確率の高いものは正解(成功)である可能性が高いからです。このように、以前うまくいった体験に基づいて、人は無意識に同じものを選択するクセがあります。

こういった情報選択の方法は、無駄なエネルギーを消費せず処理効率を上げるという利点はありますが、慣れているもの、親しみのあるものばかりに目を向けると、いつまでたっても現時点以上の知識や情報を得られません。さらに、可能性の幅を狭めることにもつながります。

また、子供の新奇選好による内発的モチベーションの向上に対して、成長後の最適で安全な情報の選択は外発的モチベーションを強くします。それによって、子供のようなワクワク感を得ることも難しくなります。

思い込みによる影響

「自分はあまり記憶力がよくない」「勉強が苦手」などと思うことがあります。事実かどうかはさておき、そういった思い込みが学習能力を実際に下げている可能性があることが研究によってわかっています。

たとえば、「老い」がそうです。タフツ大学の研究チームによる実験では、「年齢による記憶力の低下」はただの思い込みが最大の原因ではないかということが示されています[12]。この実験では、18～22歳の若者と60～74歳の年配者のふたつのグループを対象に、記憶力テストを行いました。実験は次の2種類があります。

実験1では、テストの直前に、「これから記憶力テストを行うこと」「このテストは通常、高齢者のほうが成績が悪い」という説明を実験参加者に伝えます。実験2では「これから心理学のテスト」を行うことを伝え、年齢や記憶に関しては何も言及しません。以下はテストの内容です。

- たくさんの単語が書かれた「単語リストA」を見せて、なるべく多く記憶させる。
- 「単語リストA」を見せたあとに別の「単語リストB」を見せ、「単語リストA」にも含まれていた単語を当てさせる。

その結果、次ページの図に示すように、実験1の正答率は、若者グループが48パーセントで年配者グループは29パーセントとなり、年配者のほうが悪い成績を示しました。実験2では、若者グループの正答率が49パーセント、年配者グループが50パーセントと年配者と若者との差がほとんどなかったのです。

この結果から、老いによって記憶力が衰えるというのは、ただの思い込みである可能性が示されました。そしてその思い込みが実際に、本人の記憶力を低下させているのです。

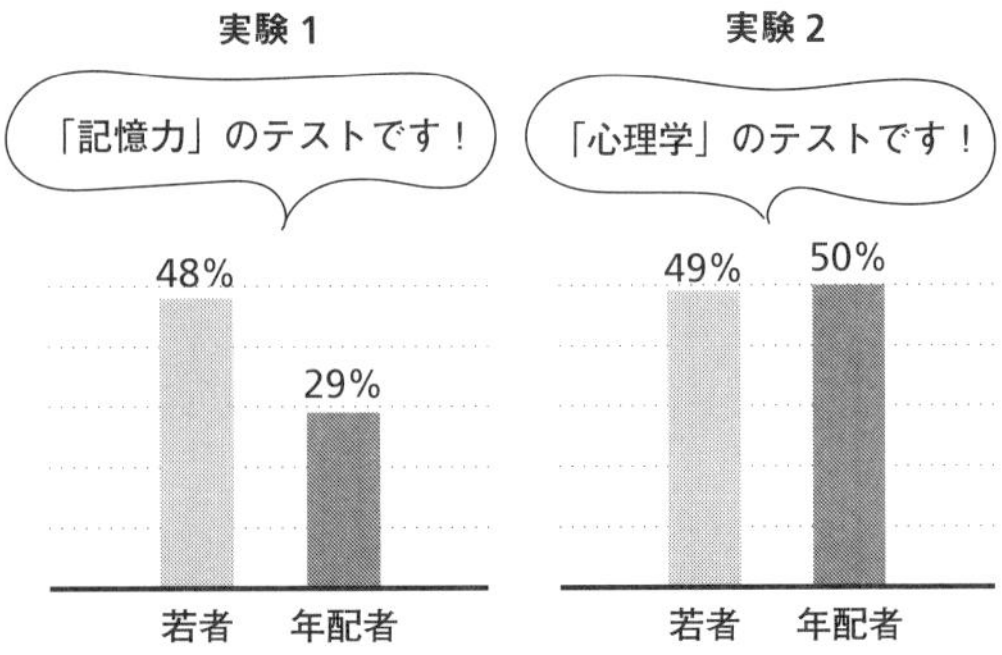

思い込みの影響の例（タフツ大学の研究チームによる実験に基づく）

「もう年だなあ」といってしまうことはよくありますが、それは思い込みで、神経科学的研究によっても、脳細胞が年齢で減少することはないと近年報告されています[13]。思い込みによる記憶力の低下によって、何か新しいことを覚えようとするモチベーションも低下しているかもしれません。

けれど、思い込みは必ずしも悪いことばかりではありません。自分の記憶力が低いという思い込みを持っている年配者は、「記憶できる量」はたしかに少なくなりますが、「記憶のまちがい」も減るそうです[14]。

第4章ではおもにモチベーションが下がる要因とモチベーションを上げるヒントについて考えてきました。「やる気が出ない」→「自己否定」の負のサイクル、自発的行動の阻害、学習における無力感など要因はひとつではなく、複数が絡みあってモチベーションは低下します。それでも、脳が「飽きる」状態は悪いばかりではありません。「飽きるほど慣れる」ことで、効率的に行えることも多くあります。さらにそれが繰り返されることで「習慣化」されて、モチベーションが上がる場合もあります。

ほかにも外発的と内発的というふたつの報酬を状況によって使いこなすことや、両方がバランスよく含まれていることがモチベーションを上げるために大切です。

これらを踏まえて、最後の章では「最高のモチベーションとは何か」について考えていきましょう。

第5章　最高のモチベーションのために

――自ら意欲を高める

1　最高のモチベーションとは何か

3つの基本欲求

前章では、モチベーションが上下する要因について脳の機能を通して見てきました。内発的報酬に動かされた行動には高いモチベーションが伴います。そのような「内発的モチベーション」は「最高のモチベーション」といえるのか、本章で考えていきます。また、内発的モチベーションはどのように発動され、どのように高めることができるのかについてもあわせて説明します。

前述のとおり内発的モチベーションは外部からの強制や義務感からではなく、ワクワク感のような内発的報酬により自発的に湧き起こるものです。それに対して「外発的モチベーション」は、金銭のような外発的報酬により起こります。

アンダーマイニング効果（152ページ）やエンハンシング効果（154ページ）のように、状況によってどちらがいいかは変わりますが、基本的には内発的モチベーションのほうが良い結果を生み出せる傾向にあります。勉強でいえば、親や先生から出された課題をご褒美のためにがんばるよりも、自ら興味を持ち、やりがいを感じながら取り組んだほうが成果を得られやすいということです。

先行研究によると、内発的モチベーションは「誤りを見つける能力」にも関連しています。テンプル大学のケリー・フィッシャーらの研究チームは、子供のモチベーションの傾向と、誤りを見つけるときの脳活動の関係性について調査しました。これによると、外発的モチベーションよりも内発的モチベーションが高い子供は、誤りを見つけるために重要な脳活動がより強くはたらくそうです[1]。

外発的モチベーションと内発的モチベーションはわかりやすく分類するためのもので、明確な境界線があるわけではありません。ある行動に対して、両方がバランスよく混ざり合ってひとつのモチベーションが生まれることもあります。このようにふたつは関連しあってもいて、最初は外発的モチベーションだったのが徐々に内発的モチベーションが強くなることもあります。

これに関連した理論として、アメリカの心理学者エドワード・L・デシとリチャード・ライアンの「自己決定理論」があります[2-4]。これは、人間の3つの基本欲求をもとに外発的モチベーションから内発的モチベーションへといたるまでの道筋を示すものです。

この理論でとくに重要なのは、これまで二分して考えられることが多かった外発的モチベーションと内発的モチベーションを連続的な流れとして捉えていることです。

自己決定理論に重要な3つの基本欲求は、「自律性」「有能感」「関係性」です。これらは自身が成長し、自分らしい幸福な生き方をするために必要不可欠な要素と考えられています。

まず「自律性」とは、他者からの強制や命令ではなく、「自分自身で自分の行動を律したい」という欲求です。自分だけの力で成し遂げることではありません。ほかの人に頼るかどうかも含めて、「自分で決めたい」ということです。

ふたつ目の「有能感」とは、自分には能力があり、社会の役に立つ存在であるという感覚を指します。新しいことに挑戦して達成感を得たり、他人から自分の存在や価値を認められたりすることで高まります。

3つ目の「関係性」とは、「ほかの人とつながっていたい」という欲求です。相手から関心を持たれたり信頼関係を維持していたりと、集団や社会に属している実感に相当します。

自己決定理論では、3つの基本欲求が満たされることで内発的モチベーションが促進されるとします。また、「自己決定」理論とあるように、3つの基本欲求の中でもとくに、

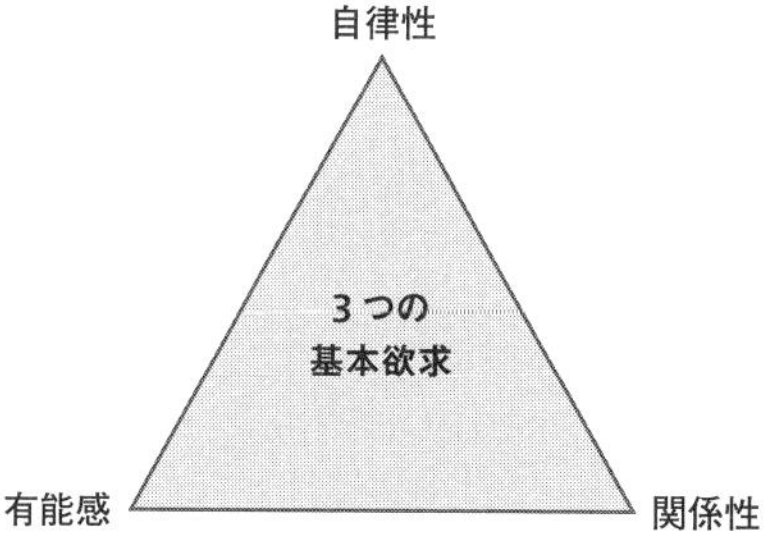

内発的モチベーションを促進する3つの基本欲求

自分自身で決定したいという「自律性」がいちばん重要と考えられています。

3つの基本欲求は、国や文化に依存しない普遍的なものであることがわかっています。アメリカの心理学者ケノン・シェルドンらの研究チームでは、さまざまな10の欲求のうち、アメリカ人と韓国人がどれを重視するかを調査しました[5]。アジアの文化は集団主義的であり、欧米の文化は個人主義的とよくいわれることから、アメリカでは3つの基本欲求のうち「関係性」が、韓国では「自律性」があまり重要視されないと思われるかもしれません。しかし調査の結果、「自律性」「有能感」「関係性」の3つとも、どちらの国においても上位4つのうちに入っていました(残りのひとつは「自尊心」)。3つの基本欲求は文化によらず、内発的モチベーションを高めるために最も大切な欲求であることが示唆されます。

内発的モチベーションが生まれる流れ

「自己決定理論」では、外発的モチベーションと内発的モチベーションを連続的な流れとして捉えますが、これから3つの基本欲求である「自律性」「有能感」「関係性」をもとに内発的モチベーションが生まれる過程について見ていきます。ここでは、仕事と学習を例にして説明します。

新入社員の頃は上司からあれこれと指示され、そのとおりに業務を行おうとします。外発的報酬によるモチベーションが非常に強く、指示どおりにやって、うまくできれば褒められるというサイクルです。続けていくうちに、新入社員はだんだんと仕事をこなせるようになっていきます。そうなると、上司からの評価も相まって自分自身でも「できる」と自覚し、結果として「有能感」を得られます。

また、仕事をするうえでわからないことがあったら先輩や同僚に訊いたり、相手からも自分の知識を頼られたりして「関係性」も高められるでしょう。こうやって、上司や周囲との信頼関係が築かれると、いつのまにか「上司からいわれたからではなく、自分でいいと思ったから行う」といった「自律性」も高くなっていきます。ここまでくると、最初は外発的報酬によるモチベーションが高かった脳の状態が、内発的報酬によるモチベーションに変わっていきます。

このように、3つの基本欲求を意識しながらバランスよく高めることが内発的モチベーションを上げるうえで大切です。学習に関していえば、教科書やテキストに沿っての勉強は体系的な学習にとって大切ですが、ある程度知識が身についたら自分で問題を作成したり、現状の問題点に対する解決法を探ったりしてもいいでしょう。そのような自発的な行動によって、「自律性」は担保されやすくなります。

また教育者側も、学習方法や内容を自分で決定する権利を与えることは自己決定理論において効果的です。いずれにしても、学習方法や内容を他者にコントロールされているという感覚を与えない、持たせないのが大切といえます。

「有能感」については、学習であれば、自分でテストの採点をして自己評価をするのも効果的です。勉強がうまくいかないことが続くとテストの点数も自己評価も下がるので、評価にさまざまな基準を作っておくといいでしょう。全体の点数は低かったけれど分野によっては高かった、問題を解くスピードが上がった、点数には直結しないけれど独創的な答えを見つけられた、などです。

「関係性」は、ほかの人と一緒に学習したり、お互いの得意な分野を教え合ったりすることで高められるでしょう。相手を尊重しあう関係が生み出され、自分の存在価値も高められます。

仕事に関しても、指示された仕事を完璧にこなすことは大切ですが、そこから「自律性」は生まれにくいともいえます。ある程度ルーティンワークがこなせるようになってきたら、今度は自ら新しいことを提案したり、仕事のやり方を変えたりして「自律性」を高めます。仕事を与える側も新しい提案を正面から否定するのではなく、可能な範囲で実行させるのが大切です。

また、仕事のやり方を変えて効率が良くなったとわかったり、新しい提案によって個人的な収穫があれば、「有能感」を得られるでしょう。学習の例のように、さまざまな評価基準を作っておくのも大切です。全体的な成果は低かったけれど業務によってはうまくいった、業務時間を短縮化できた、満足な成果には結びつかないけれど自分だけの知識が身についた、といったことです。

最後の「関係性」については、知識を誰かとシェアしたり、より良い仕事のやり方を一緒に考えたりすることでお互いを尊重でき、自分の存在価値も高められるでしょう。

外発的モチベーションから内発的モチベーションへ

脳内で外発的モチベーションから内発的モチベーションへ遷移する流れについて、もう少し詳細に見てみます。自己決定理論では、外発的モチベーションから内発的モチベーションまでの流れを5段階に分けて説明しています。

・第1段階——外的調整

第1段階の「外的調整」は、外発的モチベーションが最も強い状態です。他者からの指示と提示された報酬（お金など）に基づいて外発的モチベーションが上がり、いわれたことを実行する状態です。新入社員の例のように最初はまずやるべきことを覚え、指示どおり業務に取り組みます。その結果、きちんと遂行できれば上司から褒められたり昇給したりして、それによってもっと評価されたいとの外発的モチベーションが高まるという段階に相当します。

・第2段階——取り入れ

第2段階の「取り入れ」は、端的には「義務感」のことです。この状態では、報酬が欲しいからだけではなく、プライドや自身への評価（承認欲求）、他者との関係性を考慮したうえで行動します。仕事でいえば、お金を得るためだけ、褒められるためだけではなく、よくできたと自分自身でも認め、やりがいや意義を見出す段階になります。第1段階とは違い、ある程度なら指示されなくても行動できるようになってきます。

・第3段階――同一化

第3段階の「同一化」は、「報酬や義務」だけでなく、その行為自体の「必要性」も客観的に認識できている状態です。「この仕事を行うのは気が進まないが、プロジェクト全体にとって必要な業務だから行う」「苦手な分野だが、業務が滞るから終わらせる」といった、必要性を理解している状態です。

外発的モチベーションがまだ高いとはいえ、第1段階の「いわれたから行う」という強い外発的モチベーションから、第2段階では「自分がやらなければ」という義務的なモチベーションだったものが、第3段階では仕事自体の必要性を認識し、それに応じて自分自身で判断して行動できるようになります。この段階まで来ると、基本欲求の「自律性」もある程度高くなっているといえます。

●第4段階――統合

第4段階の「統合」では、自身の目的や欲求と、行動の価値が一致してきます。「成長や、さらなる成果を得るために欠かせないので毎日続ける」といった、行動に対する価値や必要性を強く感じている状態です。限りなく内発的モチベーションが高い一方で、特定の目的や理由で行動しているため外発的モチベーションも高いといえます。とはいえ、この段階ではかなり「自律性」の高い行動をとるようになっているでしょう。

●第5段階――内発的モチベーション

第5段階では、内発的モチベーションが最大に高まります。仕事内容が好きだから行う、もっと楽しみたいから仕事をするといった、行動自体にやりがいを感じている状態です。このような内発的モチベーションは外発的モチベーションよりも長続きし、満足感が高い傾向があることがわかっています。このような内発的モチベーションこそ、いわば「最高のモチベーション」といえるでしょう。

2　内発的モチベーションを起こす

自律性の高め方

外発的モチベーションから内発的モチベーションへと遷移する流れに乗るためには「自分の意志で行動している」という感覚を増やし、「やらされている感」を減らす必要があります。しかし、ただ減らすだけでは第2段階の「取り入れ」が限界でしょう。

決定権が他者にあると、自分で責任を負うことがほとんどありません。仕事であれば、業務内容に無理がある、指示の仕方が悪いと、責任を他者に負わせて言い訳をしてしまいます。指示で行ったとしても、「なぜ自分はそれをするのか」と自分自身に常に問いかけ、最終的に行うかどうかを自分で決定していると実感する必要があります。

最初のうちは報酬への期待や義務感しかないので、「お金が欲しいから」「上司にいわれたから」でも仕方ないでしょう。そうであったとしても、「自分の意志でやっている（お金が欲しいのは自分であり、お金を得るためにはこの仕事をする必要があるので行っている）」と認識するだけでも、その後の流れが大きく変わります。

たとえば第3段階の「同一化」も、自分で決めたと自覚していれば、行動の必要性も考えるようになるでしょう。そうなれば失敗しても次の成功へのヒントになるため、だんだん考えることが楽しいと感じるようになり、やがて「行動自体が楽しい」という内発的モチベーションが高まるはずです。

アンダーマイニング効果を引き起こさない

これまで外発的モチベーションから内発的モチベーションへの流れを説明してきましたが、その逆の流れ、つまり内発的モチベーションから外発的モチベーションに遷移するのが「アンダーマイニング効果」（152ページ）です。これは、内発的モチベーションを高めるうえで、明らかに妨げとなります[6-7]。アンダーマイニング効果をなくすために重要なのが、3つの基本欲求からなる「自己決定理論」（163ページ）といえます。

たとえば、もともと自分の興味だけで行っていた作業があったとします。そのときは、報酬など気にせずただワクワクしながら作業していたでしょう。内発的モチベーションが高い状態です。あるときその作業に対して他者から評価され、価値が付けられたとします。そして、価値の程度に基づいてお金などの報酬が与えられるようになります。これによって自身の作業は他者にとってどのくらいの価値があるかを認識したり、相手からの報酬を期待して、それに見合った作業をしたりします。この状態が続くと、もはや仕事の出来に応じて報酬が支払われているのと同じであり、仕事を依頼してきた人にコントロールされているように感じて、「自律性」が損なわれるのです(「関係性」「有能感」は保たれるかもしれません)。報酬があっても、報酬のやりとりに終始しないよう注意が必要です。どんな状況でも、どこかに「自律性」が担保されていないと、アンダーマイニング効果が引き起こされる可能性があります。

複雑な問題には内発的モチベーションを優先する

心理学者カール・ドゥンカーの、ロウソクを用いた創造性に関する実験があります[8]。この実験では、被験者にマッチと箱に入れられた画鋲《がびょう》を使って、コルクボードの壁にロウソクを固定し点火するという課題を与えます。ただしこの課題には、溶けたロウが下のテーブルに滴《したた》り落ちないようにするという制約があります。課題に取り組むまえに、画鋲を箱の中に入れた状態で提示すると、多くの被験者はロウソクを壁に固定するために画鋲を用いたり、ロウソクを少し溶かして接着剤代わりにしたりしました。これらのやり方ではなかなかうまくいきません。一方、課題に取り組むまえに画鋲を箱の中ではなく横に置いておくと、ほぼすべての被験者が問題解決に箱を活用することがわかりました。画鋲を使って箱をコルクボードに固定し、箱の中にロウソクを立ててからマッチで火をつけると、溶けたロウが下のテーブルに滴り落ちません。

ここからが本題です。心理学者サム・グラックスバーグは、このロウソク問題をもとに次のような4パターンで実験をしました[9]。

- 画鋲を箱の中に入れる＋賞金あり
- 画鋲を箱の中に入れる＋賞金なし
- 画鋲を箱の外に出す＋賞金あり
- 画鋲を箱の外に出す＋賞金なし

また、賞金ありのグループに対しては、実験前に「問題解決のスピードに応じて、賞金の額が違う」ということを伝えます。

その結果、画鋲を箱の中に入れる＋賞金ありのグループでは、画鋲を箱の中に入れる＋

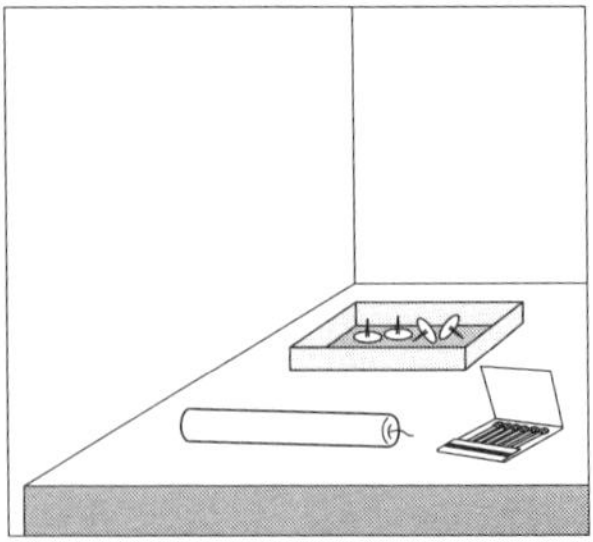

・画鋲を箱の中に入れる＋賞金あり

・画鋲を箱の中に入れる＋賞金なし

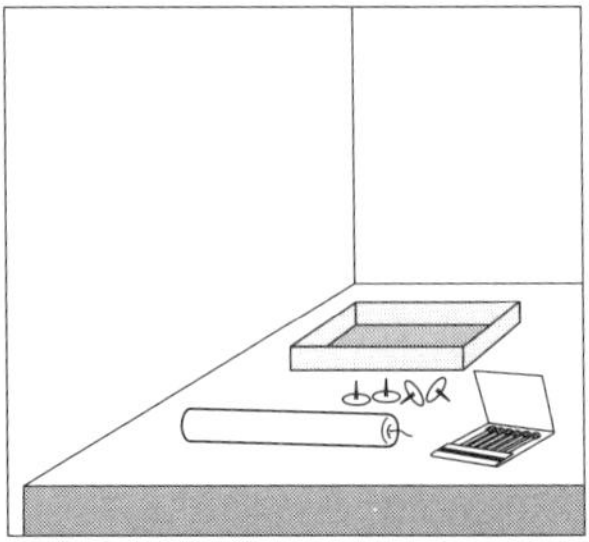

・画鋲を箱の外に出す＋賞金あり

・画鋲を箱の外に出す＋賞金なし

正しい答え

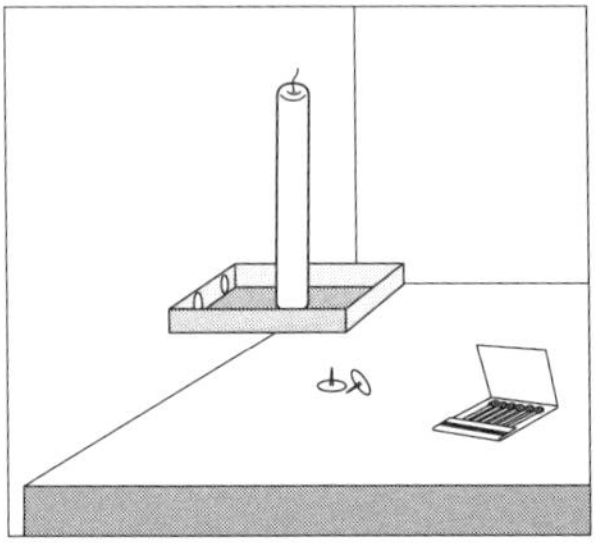

ロウソク問題（グラックスバーグの実験に基づく）

賞金なしのグループよりも成績が悪くなることがわかりました。賞金のような外発的なモチベーションが、創造性の妨げになることを示した実験といえます。

簡単な作業には外発的モチベーションが有効

グラックスバーグの実験には、もうひとつ重要な知見があります。画鋲を箱の外に出した場合は、賞金ありのグループのほうが賞金なしのグループより成績が良いのです。ドゥンカーのロウソク実験では、画鋲を箱の外に出しておくと、ほぼすべての被験者が10分以内に問題解決にいたっています。創造性をはたらかせなくとも、簡単に解決にいたるからです。簡単な作業やゴールが見えている仕事に対しては、金銭的報酬などを利用した外発的モチベーションが有効であることがわかります。

大量生産を重視していた工業化時代にモチベーション2・0(80ページ)の「アメとムチ」がうまくいったのは、こういう理由からでしょう。金銭などの外発的報酬は、なるべく楽に効率よくこなそうという気持ちを促し、目の前のゴールに集中させるのに有効です。しかし現代は、社会もそれに直面する問題も複雑化しています。いわれたことをやればいい時代は終わり、より創造性が重視されています。これからの時代では、報酬と罰によって強制的に働かせる、あるいは働くだけでは新しい価値は生み出せないでしょう。ここで必要となる内発的モチベーションを起こすのが、「自律性」なのです。

やる気を構成する3つの要素

モチベーションを上げるための重要な概念のひとつに「期待理論」というのがありま す。これは、心理学者ビクター・ブルームが提唱し、その後レイマン・ポーターとエドワード・ローラーが系統立てました。期待理論によると、やる気は次の3つの構成要素の掛け算によって決まります。

「努力」×「成果」×「魅力度」

期待理論では3つの要素のすべてが期待できなければ、モチベーションが上がることはありません。逆にこの期待理論を応用して目標を立てることでモチベーションが高まり、目標の達成確率も上がります。とくに重要なのは、「自分にはできるという実現可能性」と「その行動に対する魅力度」です。そもそも目指すべき目標が魅力的でなくては、やる気は起きません。また、魅力的であっても「やればできる」という自信がなければ、努力する気にならないでしょう。つまり、モチベーションを上げるためには、（1）努力が成果へと結びつくことが期待でき、（2）成果が報酬へと結びつくことが期待でき、さらに（3）報酬も魅力的でないといけないのです。

また、期待とモチベーションに関連したものに「ピグマリオン効果」があります。これは、他人からの期待によって作業の成果が高まる心理的効果のことをいいます。仕事でいえば、上司から期待されるとやる気が出て、結果的にもうまくいくような状態です。相手から「あなたならできる」といわれると自信がついてモチベーションが上がったり、「あなたがいないとだめだ。必要な人材だ」といわれたりすることで「やってやるぞ」という意気込みが湧きます。これは、自己決定理論（163ページ）の3つの基本欲求のうち「有能感」「関係性」に相当するといえます。

他者からの期待なので、脳の外発的モチベーションに依存していますが、これらを高めていくと、最初は外発的モチベーションが高くても、やがて内発的モチベーションの高い脳へと変わっていきます。自己決定理論が示すように、最初は第1段階の「外的調整」による外発的な影響を受けていますが、相手からの期待によって第2段階の「取り入れ」、つまり義務感や責任感が生じ、仕事をこなしていくうちに必要性を認識できるようになるので段階が上がり、「自律性」も増します。その結果、最終段階である内発的モチベーションが増大するのです。

以上のように、まずはやる気を構成する3つの構成要素をもとに行動が達成可能か、「自分自身への期待」を確認すること。そして、自己決定理論の3つの基本欲求の「有能感」「関係性」を高めるような「相手からの期待」について考えてみることが大切です。関係性が高まると、自分自身だけでなく相手のモチベーションを高めることにもつながるのです。

習慣化の力

脳には、同じ経験が繰り返されることで「当たり前」と感じる「馴化」という機能があります（146ページ）。脳の馴化は、モチベーションを下げるだけでなく上げる効果も持っています。「最初は面倒だったけれど、続けていくうちに慣れてきた」という「習慣化」の力です。この機能を使って、「やらないと落ち着かない」と感じるほどに習慣化すればモチベーションも高まるのです。

たとえば、極端にいえば朝にコーヒーを飲まなくても死ぬことはありませんが、何も取りかかれない人もいます。準備が面倒なので気が進まなかったけれど、ある日通勤前にひと泳ぎしたら頭が冴えて、それ以来、朝に泳がないとすっきりしないといったケースもあるでしょう。

仕事に関しても同様です。最初は面倒だったり集中しないとできないので疲れるような作業でも繰り返すことで習慣化し、「手続き記憶」のようにストレスなく無意識的にこなせるようになります。出勤の挨拶、朝のメール確認、定例会議などは面倒に感じるときがあるとはいえ、まったくやらないと不安になったり、一日の仕事のリズム感がとれなかったりなどパフォーマンス自体も下がります。習慣化による馴化にはモチベーションを上げる効果があるのです。

ワイヤリング

「習慣化」によるモチベーションアップを説明する脳のメカニズムとして、脳のワイヤリング（物事と物事の「つながり」の形成）があります。

ワイヤリングの例として、条件反射があります。条件反射で代表的な「パブロフの原理」

は、ベルを鳴らしてから犬にエサを何度も与えつづけると、ベルの音を聞いただけでよだれを出すという実験結果から生まれた理論です。ベルの音を処理する神経細胞と、よだれを誘発する神経細胞がつながる（ワイヤリング）ことで起こります。習慣化もパブロフの原理を応用するのが効果的といえます。モチベーションを上げるなんらかの行動を何度も続けることで行動とモチベーションがワイヤリングされ、しだいにその行動をしただけでモチベーションも自動的に上がります。

じつは、こういったワイヤリングは、気づかないうちに多くの人が行っています。毎日続けることで行動がルーティン化（習慣化）され、結果的にその行動をしないとモチベーションも上がらなくなってしまうのです。

似た事例に、縁起《えんぎ》を担《かつ》ぐ行動があります。大事な商談のときに必ず身につけるネクタイや服、試合の前に必ず食べるものなど、誰しもひとつはあるのではないでしょうか。ワイヤリング自体が成果に直接的に結びつくということはありませんが、自分自身が安心し、本番に向けて最大限のパフォーマンスを発揮することにつながります。

努力そのものが報酬となる

内発的報酬のひとつとして、努力によって得られる「達成感」があげられます。これは努力が報われ、目的を達成しないかぎり得られませんが、努力は必ずしも報われるとは限らないものです。そのため、目に見える成果としての達成感だけを報酬としては、内発的報酬を得る機会はほとんどなくなってしまいます。

内発的報酬の「やりがい」「行動自体のワクワク感」は結果を期待した努力によって得られたものではなく、努力そのものが報酬である状態です。ある研究によると、努力自体に報酬が得られると、努力の結果にかかわらずモチベーションがとても高まり、努力を維持できると報告されています[10]。

多くの人は努力が苦手で、なるべく楽な方法をとろうとします。これはいろいろな理由が考えられますが、内発的・外発的な枠組みで考えると、そもそも現代社会の多くが外発的報酬に基づいて成り立っていることがあげられます。成果主義の昇任・昇給システムのもとで努力する、勉強をがんばった成果としてテストの点数や成績がアップするといったことが代表的な例でしょう。このようなシステムでは、最終目標は努力自体ではなく昇任・昇給、点数や成績であり、なるべく楽にその目標を叶えたいと思うのは自然な流れです。そのため楽な方法を考えて、できるだけ「努力しなくてすむような努力」をしています。これでは自分の成長にとっても、また社会の発展にとってもマイナスです。
一方で、報酬を順位やお金ではなく行動に対する努力にすると、最初は順位やお金といった外発的報酬のために努力していても、しだいに行動が習慣化してきて、その後は努力そのものが内発的報酬となり、外発的報酬がなくても続けられるようになります[10]
上司や教師も、努力の「結果」を褒めるのではなく、「努力そのもの」を褒めることが大切です。それによって、結果にかかわらず報酬が得られるため努力しつづけるようになり、最終的には報酬がなくても努力自体が好きになる（努力に対して自分で報酬を与えられる）でしょう。
最近の研究によると、教師の指導スタイルが学生のモチベーションに大きく影響していると示されています[11–13]。生徒の努力や戦略に対する賞賛や批判は、成長の余地があると本人が認識することにつながり、柔軟な知性を生み出しやすいそうです[12]。教師が生徒に与えるフィードバックが、生徒の意欲にプラスにもマイナスにも影響します[11]。教える立場にある人は相手が「やる気があるかないか」よりも、やる気を阻害するようなフィードバックを自分がしていないかを見つめ直したほうがいいでしょう。

努力や戦略に対する報酬が最終的に良い結果を生む理由は、よくいわれる「結果より過程が大事」とも通じます。何事も最初からうまくできる人などいません。誰もが失敗をもとに解決方法を模索し、脳内でも「トライアンドエラー（予測誤差の解決への努力）」を繰り返して最終的に解決しています。長引くこともありますが、この試行錯誤こそが最高の解決方法や技術の獲得につながります。

逆にいえば、一瞬で解決できることはほかの人も簡単にできることが多いですし、オリジナリティが少ないケースがほとんどです。お金を1000円稼ぐという目標を達成するためには1時間アルバイトをするのがいちばん簡単な解決方法でしょう。そこにあまり戦略はありません。一方で、1000円稼ぐための新しい方法を見つけるためには、アイデアを練る時間と、失敗を繰り返しながらトライする行動が必要になります。この過程自体を評価することでそれが報酬となり、オリジナルのアイデアが生まれたり、もっと大きな成果になったりする可能性があるのです。

試行錯誤の繰り返しが内発的報酬を増やす

どんなに努力しても、「結果が出なければ意味がない」とよくいわれます。結果が重視され、そこにいたる過程はあまり気にされません。また、過程を大事にしない人は「結果が出なければなんの意味もない」と考えがちで、過程に費やした時間も無意味なものと思ってしまいます。けれど、たとえ結果が出なくても、その過程で統計学習を通して得られた知識は確実に脳内にあり、その後の行動や判断に大きく影響を与えています。

結果より過程のほうが、圧倒的に内発的報酬があふれています。脳の統計学習から見れば、さまざまな事象の不確実性を減少させることが「結果」ですが、そこにいたるまでに脳は多くの予測エラーを起こし、修正を繰り返しています。その過程において、失敗経験から徐々に不確実性を下げる道筋が立ってくるため、脳は「そろそろ解決できそうだ」と期待が高まります。このワクワク感が最高の内発的報酬であり、内発的モチベーションとなります。

同程度の不確実性の減少でも、一瞬で解決するより試行錯誤を繰り返すほうがワクワク感や期待が込められるので最終的な報酬量はずっと多くなります。結果より過程に目を向けることで努力そのものが楽しくなり、結果も変わってくるのです。

脳の意欲を高める

本書では、脳が生まれながらに持つ統計学習という潜在的（無意識的）な機能の観点から、脳のモチベーションがどのように、そしてどうすれば上がるのかについて説明してきました。統計学習では、どのような刺激をどのくらい経験するかで確率的な記憶が決定し、それによって無意識的な判断や予測（無意識的なモチベーション）が生まれます。私たちの行動の多くは、この無意識の予測にしたがっています。日常生活でどのような環境に身を置き、どのような刺激を経験するかで無意識的な判断や予測が変わり、その後に続く意識的なモチベーションさえも変わるのです。

統計学習による無意識的なモチベーションは潜在的であると同時に、内発的モチベーションであるといえます。不確実性を下げて安心したいというモチベーションもありますが、同時に予測困難で不確実な情報に興味を持ち、それを理解したいというモチベーションもあります。後者は知的好奇心に相当する内発的モチベーションのひとつであり、脳から身体に伝わります。

この好奇心や興味という感情が、内発的モチベーションの源《みなもと》となり得ます。あらゆる「やりがい」のモチベーションは、意識的に「やりがいを持とう」と思えば上がるものではありません。自然に上がることがほとんどです。無意識的なモチベーションを上げるには、統計学習を利用することが重要です。

そのやり方のひとつとして、ワラスの4段階（131ページ）のように、不確実性を下げようとする「収束的思考」と不確実性を上げようとする「拡散的思考」の使いわけがあります。ふたつの思考の転換によって「不確実性のゆらぎ」が起こり、脳の知的好奇心が保たれ、モチベーションが維持されます。不確実性の増減が切り替わるタイミングを見つけるには、ひとつには慣れていることや簡単な作業ばかりをやらず、不確実なことや難しいことも適度に入れてバランスをとることです。なかなか解決できない問題に当たったときは、「あたため期」のようにリラックスや気分転換になる作業を取り入れることが重要です。本書で述べたさまざまな内発的モチベーションを高める方法とともに、結果より過程を楽しむよう意識して取り組むことも有効でしょう。

おわりに

本書を手にとっていただき、ありがとうございます。私は現在、東京大学やケンブリッジ大学で、人間の脳がどのようにして創造性を獲得するかについて、神経科学や計算論的手法によって研究を行っています。とくに音楽の脳神経科学を専門としています。「創造性が科学と関係あるのか」と思う方もいらっしゃるかもしれません。実際、十数年前まで創造性は科学の対象になり得ませんでした。近年、脳の計測技術の飛躍的な進歩と、情報社会における人間の創造性の重要性が相まって、多くの研究者が創造性を科学的に理解しようとしています。筆者もその時代の波に乗ったひとりといえるかもしれません。

一方で、私は物心つく頃から作曲が好きだったこともあり、「創造性とは何か」と常日頃から考えていました。

「創造性が高いほうが絶対に良い」と一概に思っていたのではなく、「新しい音楽であれば創造性が高いといえるのか」「自分にとってクリエイティブな音楽でも、他人から評価されないのはなぜか」という、純粋に創造性への懐疑的なクエスチョンのほうが強かったといえます。そういった創造性に対する疑問を持ってきた筆者のこれまでの研究に基づいて、本書ではモチベーションについて独自の視点で考えています。

さて、モチベーションをテーマに執筆依頼があったとき、まず私は「これは自分自身の人生にも関わる重要な問いだ」と思いました。そして、「まさか自分がこのテーマで執筆することになるとは」とも感じました。なぜなら私は小学生から中学生まで、テストのとき以外はまったくといっていいほど勉強をせず、授業のノートもとらず(教科書も落書きだらけ)、そして授業もろくに聞かない、いわゆるダメな生徒だったからです。勉強は役に立たないと思って、バスケットや空手などスポーツばかりしていました。けれど不思議なことに音楽の授業だけはいつもワクワクして、教材も自ら進んで買って勉強していました。10分しかない休み時間にピアノを弾くなど、とにかく音楽好きの子供時代だったのです。努力してモチベーションを上げようと思うことも、ほとんどありませんでした。

そういう意味では、今行っている研究に対しても同様で、「面白そう」「不思議」「知りたい」といった気持ちが、時間やお金、疲労よりも強くなったとき、ものすごいエネルギーが湧いて何日でも徹夜できたりします（徹夜は良くないですが、そのような気持ちでいっぱいになるということです）。それによって昔は体調を崩したり、眠りながら歩いて怪我をしたりしたこともあるので、気をつけなければなりませんが。

そういう人間がモチベーションについて書くには、自分に対する不思議さを見つめ直す必要があります。そこで、本書にもあるモチベーションの「内発性」と「外発性」への注目は必然でした。私は運の良い人生だった（と思っている）ため、若い頃は内発的モチベーションだけで動いても、なんとか生きてこられました。しかし、大人になるにつれて、やりたくないことをしなければならない場合も出てきます。そのとき、自分はどうやって解決しているかを現在の創造性の研究と重ね合わせて、本書の「潜在的・無意識的」なモチベーションの重要性を書こうと思ったのです。「いつも楽しそうだね」「忙しいのに、なんか自由な雰囲気を醸し出してるよね」とよくいわれますが、自ら無意識にすべてを楽しめるような、本書でいう「不確実性の増減」が切り替わるタイミングを見つけて、ワクワクするようにしているのかもしれません。

とはいえ、それでもモチベーションが上がらないときもあります。そんなときは、誰もがやるように散歩に出かけたり、ワンちゃんと遊んだり、妻とご飯を食べにいったりして切り替えます。みなさんも、理論を知ってそれを実践してもやる気が上がらないときは、ぜひ気分転換をしてみてください。当然ですが、本書を読めば必ずモチベーションが上がるとはいえません。得た知識と、ふだんやっている方法をうまく使いわけて自分なりのモチベーションアップ技術を高めていけばいいのです。本書によって少しでもモチベーション解決のヒントになれば、このうえない幸せです。

そして、なにより筆者の思いは、相手のやる気が下がっているときに「努力嫌い」と決めつけるのではなく、なぜ相手のやる気が下がっているのか、自分にも非がないか、相手にどのような背景があったのか、そしてどのように手を差し伸べればいいかを先に考えられるようになってほしいというものです。お互いのことを思えば、自分のモチベーションが低いときでも否定しすぎず、自分自身を思いやることもできるはずです。

最後に、筆者が神経科学、計算論、音楽などさまざまな学問を融合した研究を行えているのは、私に影響を与えてくださった多くの師、家族、友人、世界中にいる私の同僚や共同研究者たちのおかげです。誰かひとりでも欠けていたら、今私はこの研究をしていないかもしれません。そして本書の出版に関して、編集から出版にいたるまで大変お世話になった出版社の方々、読者にわかりやすく伝わるよう編集にご尽力くださった担当編集者の川上純子さん、私の人生を育んでくれた両親と、ピアノ演奏で心穏やかに仕事をさせてくれる妻、ピアノの音色が好きなトイプードルのミルちゃん、そして本書を手にとってくださったすべての読者へ、この場を借りて心から感謝の気持ちを捧げます。

二〇二三年一月

大黒達也

Oxford Handbook of Human Motivation, 85–107 (2012).
3. Ryan, R. M. & Deci, E. L. *Self-determination Theory: Basic Psychological Needs in Motivation, Development, and Wellness* (The Guilford Press, 2017).
4. Deci, E. L. & Ryan, R. M. *Intrinsic Motivation and Self-determination in Human Behavior* (Springer, 1985).
5. Sheldon, K. M., Elliot, A. J., Kim, Y. & Kasser, T. What is Satisfying about Satisfying Events? Testing 10 Candidate Psychological Needs. *Journal of Personality and Social Psychology* **80**, 325–339 (2001).
6. Deci, E. L. Effects of Externally Mediated Rewards on Intrinsic Motivation. *Journal of Personality and Social Psychology* **18**, 105–115 (1971).
7. Deci, E. L. Intrinsic Motivation, Extrinsic Reinforcement, and Inequity. *Journal of Personality and Social Psychology* **22**, 113–120 (1972).
8. Duncker, K. & Lees, L. S. *On Problem-solving*. (American Psychological Association, 1945).
9. Glucksberg, S. The Influence of Strength of Drive on Functional Fixedness and Perceptual Recognition. *Journal of Experimental Psychology* **63**, 36–41 (1962).
10. Clay, G., Mlynski, C., Korb, F. M., Goschke, T. & Job, V. Rewarding Cognitive Effort Increases the Intrinsic Value of Mental Labor. *Proceedings of the National Academy of Sciences* **119** (2022).
11. Katz, I. & Shahar, B.-H. What Makes a Motivating Teacher? Teachers' Motivation and Beliefs as Predictors of Their Autonomy-supportive Style. *School Psychology International* **36**, 575–588 (2015).
12. Maclellan, E. Academic Achievement: The Role of Praise in Motivating Students. *Active Learning in Higher Education* **6**, 194–206 (2005).
13. Reeve, J. Why Teachers Adopt a Controlling Motivating Style Toward Students and How They Can Become More Autonomy Supportive. *Educational Psychologist* **44**, 159–175 (2009).

Escape and Avoidance Responding. *Journal of Comparative and Physiological Psychology* **63**, 28–33 (1967).

3. Vendrell, P., Junqué, C., Pujol, J., Jurado, M. A., Molet, J., & Grafman, J. The Role of Prefrontal Regions in the Stroop Task. *Neuropsychologia*, **33**, 341–352 (1995).
4. Mark, G., Gonzalez, V. M. & Harris, J. No Task Left Behind? Examining the Nature of Fragmented Work. *Proceedings of the SIGCHI Conference on Human Factors in Computing Systems* 321–330 (2005).
5. McSpadden, K. You Now Have a Shorter Attention Span Than a Goldfish. *Time* (2015). https://time.com/3858309/attention-spans-goldfish/
6. Pashler, H. Dual-task Interference in Simple Tasks: Data and Theory. *Psychological Bulletin* **116**, 220–244 (1994).
7. Daikoku, T. & Yumoto, M. Single, But Not Dual, Attention Facilitates Statistical Learning of Two Concurrent Auditory Sequences. *Scientific Reports* **7** (2017).
8. Deci, E. L. The Effects of Contingent and Noncontingent Rewards and Controls on Intrinsic Motivation. *Organizational Behavior and Human Performance* **8**, 217–229 (1972).
9. Lepper, M. R., Greene, D. & Nisbett, R. E. Undermining Children's Intrinsic Interest with Extrinsic Reward: A Test of the "Overjustification" Hypothesis. *Journal of Personality and Social Psychology* **28**, 129–137 (1973).
10. Ryan, R. M. & Deci, E. L. Self-determination Theory and the Facilitation of Intrinsic Motivation, Social Development, and Well-being. *American Psychologist* **55**, 68–78 (2000).
11. Marinak, B. A. & Gambrell, L. B. Intrinsic Motivation and Rewards: What Sustains Young Children's Engagement with Text? *Literacy Research and Instruction* **47**, 9–26 (2008).
12. Thomas, A. K. & Dubois, S. J. Reducing the Burden of Stereotype Threat Eliminates Age Differences in Memory Distortion. *Psychological Science* **22**, 1515–1517 (2011).
13. Boldrini, M. *et al.* Human Hippocampal Neurogenesis Persists throughout Aging. *Cell Stem Cell* **22**, 589–599 (2018).
14. Barber, S. J. & Mather, M. Stereotype Threat Can Reduce Older Adults' Memory Errors. *Quarterly Journal of Experimental Psychology* **66**, 1888–1895 (2013).

第5章　最高のモチベーションのために
——自ら意欲を高める

1. Fisher, K. R., Marshall, P. J. & Nanayakkara, A. R. Motivational Orientation, Error Monitoring, and Academic Performance in Middle Childhood: A Behavioral and Electrophysiological Investigation. *Mind, Brain, and Education* **3**, 56–63 (2009).
2. Deci, E. L. & Ryan, R. M. Motivation, Personality, and Development within Embedded Social Contexts: An Overview of Self-determination Theory. *The*

51. Christoff, K., Gordon, A. M., Smallwood, J., Smith, R. & Schooler, J. W. Experience Sampling during fMRI Reveals Default Network and Executive System Contributions to Mind Wandering. *Proceedings of the National Academy of Sciences* **106**, 8719 – 8724 (2009).
52. Mason, M. F. *et al.* Wandering Minds: The Default Network and Stimulus-independent Thought. *Science* **315**, 393 – 395 (2007).
53. Ward, A. M. *et al.* The Parahippocampal Gyrus Links the Default-mode Cortical Network with the Medial Temporal Lobe Memory System. *Human Brain Mapping* **35**, 1061–1073 (2014).
54. Beaty, R. E., Benedek, M., Silvia, P. J. & Schacter, D. L. Creative Cognition and Brain Network Dynamics. *Trends in Cognitive Sciences* **20**, 87–95 (2016).
55. Beaty, R. E., Benedek, M., Barry Kaufman, S. B. & Silvia, P. J. Default and Executive Network Coupling Supports Creative Idea Production. *Scientific Reports* **5** (2015).
56. Anticevic, A. et al. The Role of Default Network Deactivation in Cognition and Disease. *Trends in Cognitive Sciences* **16**, 584–592 (2012).
57. Nekovarova, T., Fajnerova, I., Horacek, J. & Spaniel, F. Bridging Disparate Symptoms of Schizophrenia: A Triple Network Dysfunction Theory. *Frontiers in Behavioral Neuroscience* **8**, 171 (2014).
58. Boccia, M., Piccardi, L., Palermo, L., Nori, R. & Palmiero, M. Where Do Bright Ideas Occur in Our Brain? Meta-analytic Evidence from Neuroimaging Studies of Domain-specific Creativity. *Frontiers in Psychology* **6**, 1–12 (2015).
59. Guilford, J. P. *The Nature of Human Intelligence* (McGraw-Hill, 1967).
60. Wallas, G. *The Art of Thought* (Harcourt, Brace and Company, 1926).（グレアム・ウォーラス『思考の技法』松本剛訳、ちくま学芸文庫、2020）
61. Smallwood, J. & Schooler, J. W. The Restless Mind. *Psychological Bulletin* **132**, 946–958 (2006).
62. Baird, B. *et al.* Inspired by Distraction: Mind Wandering Facilitates Creative Incubation. *Psychological Science* **23**, 1117–1122 (2012).
63. Oppezzo, M. & Schwartz, D. L. Give Your Ideas Some Legs: The Positive Effect of Walking on Creative Thinking *Journal of Experimental Psychology : Learning, Memory, and Cognition* **40**, 1142–1152 (2014).
64. Diekelmann, S. & Born, J. The Memory Function of Sleep. *Nature Reviews Neuroscience* **11**, 114–126 (2010).

第4章　脳の「思い込み」 ——不満を減らすか、満足感を増やすか

1. Seligman, M. E. & Maier, S. F. Failure to Escape Traumatic Shock. *Journal of Experimental Psychology* **74**, 1–9 (1967).
2. Overmier, J. B. & Seligman, M. E. Effects of Inescapable Shock upon Subsequent

36. De Manzano, Ö. & Ullén, F. Activation and Connectivity Patterns of the Presupplementary and Dorsal Premotor Areas during Free Improvisation of Melodies and Rhythms. *Neuroimage* **63**, 272–280 (2012).
37. Saggar, M. *et al.* Changes in Brain Activation Associated with Spontaneous Improvization and Figural Creativity after Design-thinking-based Training: A Longitudinal fMRI Study. *Cerebral Cortex* **27**, 3542–3552 (2016).
38. Friston, K. The Free-energy Principle: A Unified Brain Theory? *Nature Reviews Neuroscience* **11**, 127–138 (2010).
39. Fink, A., Grabner, R. H., Benedek, M. & Neubauer, A. C. Divergent Thinking Training Is Related to Frontal Electroencephalogram Alpha Synchronization. *European Journal of Neuroscience* **23**, 2241–2246 (2006).
40. Fink, A. *et al.* The Creative Brain: Investigation of Brain Activity during Creative Problem Solving by Means of EEG and FMRI. *Human Brain Mapping* **30**, 734–748 (2009).
41. Lustenberger, C., Boyle, M. R., Foulser, A. A., Mellin, J. M. & Fröhlich, F. Functional Role of Frontal Alpha Oscillations in Creativity. *Cortex* **67**, 74–82 (2015).
42. Berkowitz, A. L. & Ansari, D. Generation of Novel Motor Sequences: The Neural Correlates of Musical Improvisation. *Neuroimage* **41**, 535–543 (2008).
43. De Manzano, Ö. & Ullén, F. Goal-independent Mechanisms for Free Response Generation: Creative and Pseudo-random Performance Share Neural Substrates. *Neuroimage* **59**, 772–780 (2012).
44. Limb, C. J. & Braun, A. R. Neural Substrates of Spontaneous Musical Performance: An fMRI Study of Jazz Improvisation. *PLOS ONE* **3** (2008).
45. Lopata, J. A., Nowicki, E. A. & Joanisse, M. F. Creativity as a Distinct Trainable Mental State: An EEG Study of Musical Improvisation. *Neuropsychologia* **99**, 246–258 (2017).
46. Pinho, A. L., Ullén, F., Castelo-Branco, M., Fransson, P. & De Manzano, Ö. Addressing a Paradox: Dual Strategies for Creative Performance in Introspective and Extrospective Networks. *Cerebral Cortex* **26**, 3052–3063 (2015).
47. Smalle, E. H. M., Daikoku, T., Szmalec, A., Duyck, W. & Möttönen, R. Unlocking Adults' Implicit Statistical Learning by Cognitive Depletion. *Proceedings of the National Academy of Sciences* **119**, (2022).
48. Liu, S. *et al.* Brain Activity and Connectivity during Poetry Composition: Toward a Multidimensional Model of the Creative Process. *Human Brain Mapping* **36**, 3351–3372 (2015).
49. Beaty, R. E. *et al.* Robust Prediction of Individual Creative Ability from Brain Functional Connectivity. *Proceedings of the National Academy of Sciences* **115**, 1087–1092 (2018).
50. Zabelina, D. L. & Andrews-Hanna, J. R. Dynamic Network Interactions Supporting Internally-oriented Cognition. *Current Opinion in Neurobiology* **40**, 86–93 (2016).

訳、早川書房、2014）
21. Yerkes, R. M. & Dodson, J. D. The Relation of Strength of Stimulus to Rapidity of Habit-formation. *Journal of Comparative Neurology Psychology*, **18**, 459–482(1908).
22. Cheung, V. K. M. *et al.* Uncertainty and Surprise Jointly Predict Musical Pleasure and Amygdala, Hippocampus, and Auditory Cortex Activity. *Current Biology* 23, 4084–4092(2019).
23. Tremblay, P., Baroni, M. & Hasson, U. Processing of Speech and Non-speech Sounds in the Supratemporal Plane: Auditory Input Preference Does Not Predict Sensitivity to Statistical Structure. *Neuroimage* **66**, 318–332 (2013).
24. Farthouat, J. *et al.* Auditory Magnetoencephalographic Frequency-tagged Responses Mirror the Ongoing Segmentation Processes Underlying Statistical Learning. *Brain Topography* **30**, 220–232 (2017).
25. López-Barroso, D. *et al.* Word Learning Is Mediated by the Left Arcuate Fasciculus. *Proceedings of the National Academy of Sciences* **110**, 13168–13173 (2013).
26. Dehaene, S., Meyniel, F., Wacongne, C., Wang, L. & Pallier, C. The Neural Representation of Sequences: From Transition Probabilities to Algebraic Patterns and Linguistic Trees. *Neuron* **88**, 2–19 (2015).
27. Cunillera, T. *et al.* Time Course and Functional Neuroanatomy of Speech Segmentation in Adults. *Neuroimage* **48**, 541–553 (2009).
28. De, Zubicaray, G. Arciuli, J. & Mcmahon, K. Putting an "End to the Motor Cortex Representations of Action Words. *Journal of Congnitive Neuroscience* **25**, 1957–1974 (2013).
29. Elmer, S., Albrecht, J., Valizadeh, S. A., François, C. & Rodríguez-Fornells, A. Theta Coherence Asymmetry in the Dorsal Stream of Musicians Facilitates Word Learning. *Scientific Reports* **8** (2018).
30. Turk-Browne, N. B., Scholl, B. J., Johnson, M. K. & Chun, M. M. Implicit Perceptual Anticipation Triggered by Statistical Learning. *The Journal of Neuroscience* **30**, 11177 – 11187 (2010).
31. Harrison, L. M., Duggins, A. & Friston, K. J. Encoding Uncertainty in the Hippocampus. *Neural Networks* **19**, 535–546 (2006).
32. Shimizu, R. E., Wu, A. D., Samra, J. K. & Knowlton, B. J. The Impact of Cerebellar Transcranial Direct Current Stimulation (tDCS) on Learning Fine-motor Sequences. *Philosophical Transactions of the Royal Society B: Biological Sciences* **372**, (2017).
33. Blackwood, N. *et al.* The Cerebellum and Decision Making under Uncertainty. *Cognitive Brain Research* **20**, 46–53 (2004).
34. Babayan, B. M. *et al.* A Hippocampo-cerebellar Centred Network for the Learning and Execution of Sequence-based Navigation. *Scientific Reports* **7**, (2017).
35. Khilkevich, A., Canton-Josh, J., DeLord, E. & Mauk, M. D. A Cerebellar Adaptation to Uncertain Inputs. *Science Advances* **4** (2018).

Striatum. *Cerebral Cortex* **23**, 2467–2478 (2013).
5. Rasch, B. & Born, J. About Sleep's Role in Memory. *Physiological Reviews* **93**, 681–766 (2013).
6. Gómez, R. L. & Edgin, J. O. The Extended Trajectory of Hippocampal Development : Implications for Early Memory Development and Disorder. *Developmental Cognitive Neuroscience* **18**, 57–69 (2016).
7. Gao, W. *et al*. Evidence on the Emergence of the Brain's Default Network from 2-week-old to 2-year-old Healthy Pediatric Subjects. *Proceedings of the National Academy of Sciences* **106**, 6790–6795 (2009).
8. Crone, E. A. *et al*. What Motivates the Adolescent? Brain Regions Mediating Reward Sensitivity across Adolescence. *Cerebral Cortex* **20**, 61–69 (2009).
9. Steinberg, L. A Dual Systems Model of Adolescent Risk-taking. *Developmental Psychobiology* **52**, 216–224 (2010).
10. Somerville, L. H. & Casey, B. J. Developmental Neurobiology of Cognitive Control and Motivational Systems. *Current Opinion in Neurobiology* **20**, 236–241 (2010).
11. Hayashi, T., Ko, J. H., Strafella, A. P. & Dagher, A. Dorsolateral Prefrontal and Orbitofrontal Cortex Interactions during Self-control of Cigarette Craving. *Proceedings of the National Academy of Sciences* **110**, 4422–4427 (2013).
12. Schultz, W. Predictive Reward Signal of Dopamine Neurons. *Journal of Neurophysiology* **80**, 1–27 (1998).
13. Schultz, W., Dayan, P. & Montague, P. R. A Neural Substrate of Prediction and Reward. *Science* **275**, 1593 – 1599 (1997).
14. Turk-Browne, N. B., Scholl, B. J., Chun, M. M. & Johnson, M. K. Neural Evidence of Statistical Learning: Efficient Detection of Visual Regularities without Awareness. *Journal of Cognitive Neuroscience* **21**, 1934–1945 (2009).
15. McNealy, K., Mazziotta, J. C. & Dapretto, M. Cracking the Language Code: Neural Mechanisms Underlying Speech Parsing. *Journal of Neuroscience* **19**, 7629 7639 (2006).
16. Plante, E. *et al.* The Nature of the Language Input Affects Brain Activation during Learning from a Natural Language. *Journal of Neurolinguistics* **19**, 7629–7639, **36**, 17–34 (2015).
17. Peters, S. & Crone, E. A. Increased Striatal Activity in Adolescence Benefits Learning. *Nature Communications* **8**, 1–9 (2017).
18. Salamone, J. D., Yohn, S. E., López-Cruz, L., San Miguel, N. & Correa, M. Activational and Effort-related Aspects of Motivation: Neural Mechanisms and Implications for Psychopathology. *Brain* **139**, 1325–1347 (2016).
19. Sheynikhovich, D., Otani, S. & Arleo, A. Dopaminergic Control of Long-term Depression/Long-term Potentiation Threshold in Prefrontal Cortex. *Journal of Neuroscience* **33**, 13914–13926 (2013).
20. Kahneman, D, *Thinking, Fast and Slow* (2012, Penguin)（ダニエル・カーネマン『ファスト&スロー（上・下）――あなたの意思はどのように決まるか？』村井章子

8. McGregor, D. & Cutcher-Gershenfeld, J. *The Human Side of Enterprise* (McGraw-Hill New York, 1960).
9. Herzberg, F. & Mausner, B. & snyderman, B. B. *The Motivation to Work* (John Wiley & Sons, New York, 1959).
10. Halberstam, J., *Work: Making a Living and Making a Life* (TarcherPerigee, 2000).（ジョシュア・ハルバースタム『仕事と幸福、そして人生について』桜田直美訳、ディスカヴァー・トゥエンティワン、2009）
11. Bénabou, R. & Tirole, J. Intrinsic and Extrinsic Motivation. *The Review of Economic Studies* **70**, 489–520 (2003).
12. Prabhu, V., Sutton, C. & Sauser, W. Creativity and Certain Personality Traits: Understanding the Mediating Effect of Intrinsic Motivation. *Creativity Research Journal* **20**, 53–66 (2008).
13. 浅川希洋志「フロー経験と日常生活における充実感」。今村浩明、浅川希洋志編『フロー理論の展開』世界思想社、2003所収。
14. Pink, Daniel H. *Drive: The Surprising Truth About What Motivates Us* (Riverhead Books, 2009).（ダニエル・ピンク『モチベーション3.0——持続する「やる気！」をいかに引き出すか』大前研一訳、講談社、2010）
15. Zhu, M., Bonk, C. J. & Doo, M. Y. Self-directed Learning in MOOCs: Exploring the Relationships among Motivation, Self-monitoring, and Self-management. *Educational Technology Research and Development* **68**, 2073–2093 (2020).
16. Nickerson, R. S. Enhancing Creativity. *Handbook of Creativity* (ed. Sternberg, R. J.) 392–430 (Cambridge University Press, 1999).
17. Azzam, A. M. Why Creativity Now? A Conversation with Sir Ken Robinson. *Educational Leadership*. **67**, 22–26 (2009).
18. Csikszentmihalyi, M. *Finding Flow: The Psychology of Engagement with Everyday Life* (Hachette UK, 2020).（ミハイ・チクセントミハイ『フロー体験入門——楽しみと創造の心理学』大森弘訳、世界思想社、2010）
19. Nakamura, J. & Csikszentmihalyi, M. The Concept of Flow. *Handbook of Positive Psychology* 89–105 (2002).

第3章　脳と思考の関係
——意欲をコントロールする仕組み

1. MacLean, P. D. *The Triune Brain in Evolution: Role in Paleocerebral Functions*. (Plenum Press, 1990).
2. Van Hoesen, G. W. The Parahippocampal Gyrus: New Observations Regarding its Cortical Connections in the Monkey. *Trends in Neurosciences* **5**, 345–350 (1982).
3. Semendeferi, K., Lu, A., Schenker, N. & Damasio, H. Humans and Great Apes Share a Large Frontal Cortex. *Nature Neuroscience* **5**, 272–276 (2002).
4. Durrant, S. J., Cairney, S. A. & Lewis, P. A. Overnight Consolidation Aids the Transfer of Statistical Knowledge from the Medial Temporal Lobe to the

32. Daikoku, T. Neurophysiological Markers of Statistical Learning in Music and Language: Hierarchy, Entropy, and Uncertainty. *Brain Sciences* **8**, 114 (2018).
33. Daikoku, T., Wiggins, G. A., & Nagai, Y. Statistical Properties of Musical Creativity: Roles of Hierarchy and Uncertainty in Statistical Learning. *Frontiers in Neuroscience*, **15**, 640412 (2021).
34. Koelsch, S., Vuust, P. & Friston, K. Predictive Processes and the Peculiar Case of Music. *Trends in Cognitive Sciences* **23**, 63–77 (2018).
35. Pearce, M. T., Wiggins, G. A. Expectation in Melody: The Influence of Context and Learning. *Music Perception* **23**, 377–405 (2006).
36. Pearce, M. T., Müllensiefen, D. & Wiggins, G. A. The Role of Expectation and Probabilistic Learning in Auditory Boundary Perception: A Model Comparison. *Perception* **39**, 1367–1391 (2010).
37. Hansen, N. C. & Pearce, M. T. Predictive Uncertainty in Auditory Sequence Processing. *Frontiers in Psychology* **5**, 1–17 (2014).
38. Daikoku, T. Time-course Variation of Statistics Embedded in Music: Corpus Study on Implicit Learning and Knowledge. *PLOS ONE* **13**, (2018).
39. Daikoku, T. Depth and the Uncertainty of Statistical Knowledge on Musical Creativity Fluctuate Over a Composer's Lifetime. *Frontiers in Computational Neuroscience* **13**, 27 (2019).

第2章　「脳の壁」を壊す
——変化と維持のせめぎあい

1. McClelland, D. C. & Burnham, D. H. *Power Is the Great Motivator*. (Harvard Business Review Press, 2008).
2. Armenta, C. N., Fritz, M. M. & Lyubomirsky, S. Functions of Positive Emotions: Gratitude as a Motivator of Self-improvement and Positive Change. *Emotion Review* **9**, 183–190 (2017).
3. Lohmann, J. *et al*. 'The Money Can Be a Motivator, to Me a Little, But Mostly PBF Just Helps Me to Do Better in My Job.' An Exploration of the Motivational Mechanisms of Performance-based Financing for Health Workers in Malawi. *Health Policy and Planning* **33**, 183–191 (2018).
4. Maslow, A. H. A Theory of Human Motivation. *Psychological Review* **50**, 370–396 (1943).
5. Maslow, A. H. *The Farther Reaches of Human Nature*. (Viking Press New York, 1971).
6. Csikszentmihalyi, M. *Flow: The Psychology of Optimal Experience*. (Harper & Row New York, 1990).
7. Bengtsson, S. L., Csíkszentmihályi, M. & Ullén, F. Cortical Regions Involved in the Generation of Musical Structures during Improvisation in Pianists. *Journal of Cognitive Neuroscience* **19**, 830–842 (2007).

Acquisition **27**, 129–140 (2005).

16. Clark, R. E. & Squire, L. R. Classical Conditioning and Brain Systems: The Role of Awareness. *Science* **280**, 77–81 (1998).
17. De Jong, N. *Learning Second Language Grammar by Listening* (Netherlands Graduate School of Linguistics, 2005).
18. Ellis, R. Measuring Implicit and Explicit Knowledge of a Second Language: A Psychometric Study. *Studies in Second Language Acquisition* **27**, 141–172 (2005).
19. Ellis, R. Implicit and Explicit Learning, Knowledge and Instruction. in *Implicit and Explicit Knowledge in Second Language Learning, Testing and Teaching* (eds. Ellis, R. *et al.* Multilingual Matters, 2009).
20. Paradis, M. *Neurolinguistic Theory of Bilingualism* (John Benjamins Publishing Company, 2004).
21. Hamrick, P. & Rebuschat, P. How Implicit Is Statistical Learning? *Statistical Learning and Language Acquisition* 365–382 (2012).
22. Monroy, C. D., Meyer, M., Schröer, L., Gerson, S. A. & Hunnius, S. The Infant Motor System Predicts Actions Based on Visual Statistical Learning. *Neuroimage* **185**, 947–954 (2017).
23. Zioga, I., Harrison, P. M. C., Pearce, M. T., Bhattacharya, J. & Di Bernardi Luft, C. From Learning to Creativity: Identifying the Behavioural and Neural Correlates of Learning to Predict Human Judgements of Musical Creativity. *Neuroimage* **206**, 116311 (2019).
24. Sherman, B. E., Graves, K. N. & Turk-Browne, N. B. The Prevalence and Importance of Statistical Learning in Human Cognition and Behavior. *Current Opinion in Behavioral Sciences* **32**, 15–20 (2020).
25. Wiggins, G. A. Creativity, Information, and Consciousness: The Information Dynamics of Thinking. *Physics of Life Reviews* **34–35**, 1–39 (2020).
26. Tomblin, J. B., Mainela-Arnold, E. & Zhang, X. Procedural Learning in Adolescents with and without Specific Language Impairment. *Language Learning and Development* **3**, 269–293 (2007).
27. Squire, L. R. & Zola, S. M. Structure and Function of Declarative and Nondeclarative Memory Systems. *Proceedings of the National Academy of Sciences* **93**, 13515 – 13522 (1996).
28. Nastase, S., Iacovella, V. & Hasson, U. Uncertainty in Visual and Auditory Series Is Coded by Modality-general and Modality-specific Neural Systems. *Human Brain Mapping* **35**, 1111–1128 (2014).
29. Hasson, U. The Neurobiology of Uncertainty: Implications for Statistical Learning. *Philosophical Transactions of the Royal Society B* **372** (2017).
30. Pearce, M. T. & Wiggins, G. A. Auditory Expectation: The Information Dynamics of Music Perception and Cognition. *Topics in Cognitive Science* **4**, 625–652 (2012).
31. Harrison, L. M., Duggins, A. & Friston, K. J. Encoding Uncertainty in the Hippocampus. *Neural Networks* **19**, 535–546 (2006).

参考文献

第1章　脳は勝手に判断する
――脳の予測とモチベーション

1. Saffran, J. R., Aslin, R. N. & Newport, E. L. Statistical Learning by 8-month-old Infants. *Science* (1996)
2. Saffran, J. R. *et al.* Grammatical Pattern Learning by Human Infants and Cotton-top Tamarin Monkeys. *Cognition* **107**, 479–500 (2008).
3. Lu, K. & Vicario, D. S. Statistical Learning of Recurring Sound Patterns Encodes Auditory Objects in Songbird Forebrain. **111**, 14553–14558 (2014).
4. Toro, J. M., Sinnett, S. & Soto-Faraco, S. Speech Segmentation by Statistical Learning Depends on Attention. *Cognition* **97**, 25–34 (2005).
5. Tsogli, V., Jentschke, S., Daikoku, T. & Koelsch, S. When the Statistical MMN Meets the Physical MMN. *Scientific Reports* **9**, 5563 (2019).
6. Teinonen, T., Fellman, V., Näätänen, R., Alku, P. & Huotilainen, M. Statistical Language Learning in Neonates Revealed by Event-related Brain Potentials. **10**, (2009).
7. Siegelman, N. & Frost, R. Statistical Learning as an Individual Ability: Theoretical Perspectives and Empirical Evidence. *Journal of Memory and Language* (2015).
8. Misyak, J. B. & Christiansen, M. H. Statistical Learning and Language: An Individual Differences Study. *Language Learning* **62**, 302–331 (2011).
9. Perruchet, P. & Pacton, S. Implicit Learning and Statistical Learning: One Phenomenon, Two Approaches. *Trends in Cognitive Sciences* **10**, 233–238 (2006).
10. Bosseler, A. N., Teinonen, T., Tervaniemi, M. & Huotilainen, M. Infant Directed Speech Enhances Statistical Learning in Newborn Infants: An ERP Study. *PLOS ONE* **11** (2016).
11. Perkovic, S. & Orquin, J. L. Implicit Statistical Learning in Real-world Environments Leads to Ecologically Rational Decision Making. *Psychological Science* **29**, 34–44 (2017).
12. Monroy, C., Meyer, M., Gerson, S. & Hunnius, S. Statistical Learning in Social Action Contexts. *PLOS ONE* **12**, 1–20 (2017).
13. Libet, B., Gleason, C. A., Wright, E. W. & Pearl, D. K. Time of Conscious Intention to Act in Relation to Onset of Cerebral Activity (Readiness-Potential): The Unconscious Initiation of a Freely Voluntary Act. *Brain* **106**, 623–642 (1983).
14. Seth, A. K. & Friston, K. J. Active Interoceptive Inference and the Emotional Brain. *Philosophical Transactions of the Royal Society B: Biological Sciences* **371** (2016).
15. Hulstijn, J. H. Theoretical and Empirical Issues in the Study of Implicit and Explicit Second-language Learning: Introduction. *Studies in Second Language*

図版作成　手塚貴子
校閲　鈴木由香
ＤＴＰ　佐藤裕久

大黒達也 だいこく・たつや
1986年生まれ。博士(医学)。
東京大学国際高等研究所ニューロインテリジェンス国際研究機構特任助教、
広島大学 脳・こころ・感性科学研究センター客員准教授。
ケンブリッジ大学CNEセンター客員研究員。
オックスフォード大学、マックス・プランク研究所勤務などを経て現職。
専門は音楽の脳神経科学と計算論。
著書に『芸術的創造は脳のどこから産まれるか?』(光文社新書)、
『音楽する脳』(朝日新書)など。

NHK出版新書 693

モチベーション脳

「やる気」が起きるメカニズム

2023年2月10日　第1刷発行

著者　大黒達也

発行者　土井成紀

発行所　NHK出版
〒150-0042 東京都渋谷区宇田川町10-3
電話 (0570) 009-321(問い合わせ) (0570) 000-321(注文)
https://www.nhk-book.co.jp (ホームページ)

ブックデザイン　albireo

印刷　新藤慶昌堂・近代美術

製本　藤田製本

Printed in Japan ISBN978-4-14-088693-9 C0247

NHK出版新書好評既刊

お白洲から見る江戸時代
「身分の上下」はどう可視化されたか

尾脇秀和

お奉行様のお裁きの前になぜ出廷者の「座席決め」が問題となったのか？ 役人たちの苦労の背後に、幕府が守ろうとしていた「正義」を見出す快作！

678

考証 鎌倉殿をめぐる人びと

坂井孝一

大河ドラマ「鎌倉殿の13人」の時代考証者が、平安末期から鎌倉時代に活躍した人物の虚像と実像を徹底解説。人間関係や出来事の背景に迫る！

679

私の文学史
なぜ俺はこんな人間になったのか？

町田 康

現代文学の大立者・町田康が、影響を受けた文学や音楽・浪曲・落語など、自身の創作の裏側について、はじめて内面を「暴露」する文芸ファン待望の一冊。

681

メタバースビジネス覇権戦争

新 清士

プラットフォーム争奪戦を勝ち抜くのは、どの企業か?! VRビジネスを長年取材してきた著者が、GAFAMから日本企業までの動向を徹底解説！

682

オスとは何で、メスとは何か？
「性スペクトラム」という最前線

諸橋憲一郎

雌雄はじつは連続している？ 性は生涯変わり続ける？ 全ての細胞は独自に性を持っている!? 様々な生き物から解き明かす、常識が変わる生物学講義。

683

「気づき」のがん患者学
サバイバーに学ぶ治療と人生の選び方

古川雅子

現場を20年近く、100人以上の患者を取材してきた著者が、最新治療を取り入れる際の考え方、仕事も人生も諦めない方法など、ヒントを伝える。

684

NHK出版新書好評既刊

脱・下流老人
年金、生きがい、つながりを立て直す

藤田孝典

高齢者の困窮はどうやって解決できるか。最低限の年金を保障する制度、生きがいの回復、地域におけるつながりの創出等の視点から提言する。

685

試験に出る現代思想

斎藤哲也

センター試験・共通テスト「倫理」厳選23問を入口に、20世紀以降の哲学の流れと見取り図を示す。難解な思想の基本がサラリとわかる入門書！

686

壊れゆく世界の標《しるべ》

ノーム・チョムスキー
デヴィッド・バーサミアン［聞き手］

社会の底が抜けた今、我々はどのような指針とアイデアを持つことができるか？ 現代最高の知性がコロナ禍のアメリカで示した変革の構想と道筋。

687

新説 家康と三方原合戦
生涯唯一の大敗を読み解く

平山優

信玄が見抜いた、家康の弱点とは!? 家康に最大の危機をもたらし、その後の戦国史を大きく転換させた合戦の真相と、歴史的意義に迫る！

688

禁断の進化史
人類は本当に「賢い」のか

更科功

知能の高さと生物の繁栄は直結しているのか？ なぜ知能だけでなく、意識が進化したのか？ ベストセラー生物学者が、人類史最大の謎に迫る。

689

ゼロからの『資本論』

斎藤幸平

あの難解な『資本論』が誰にでも分かるようになる！ 話題の俊英がマルクスとともに〝資本主義後〟の世界を展望する、究極の『資本論』入門書。

690